Lesenswert

vor der Arbeit

als Pflegehelfer/in

in der Hämatologie

MARTIN STERLING

Inhaltsverzeichnis

Schlussfolgerung: Die Berufung zum Hämatologiepfleger

« *Die Hämatologie ist dort, wo jede Zelle zählt, wo jede Geste pflegt und wo jeder Tag uns an die Zerbrechlichkeit und die Kraft des Lebens erinnert.* »

Kapitel 1

Die Hämatologie-
Abteilung verstehen

Definition der Hämatologie: Was ist das?
Einführung in das medizinische Fachgebiet und die wichtigsten behandelten Krankheiten (Leukämien, Lymphome, Myelome usw.).

Die Hämatologie ist ein komplexes und faszinierendes medizinisches Fachgebiet, das sich mit dem Studium des Blutes, der hämatopoetischen Organe (Knochenmark, Lymphknoten, Milz) und den Krankheiten, die diese Organe betreffen, befasst. Sie umfasst ein breites Spektrum an Erkrankungen, das von leichten Erkrankungen bis hin zu besonders aggressiven Blutkrebsarten reicht.

Die wichtigsten Krankheiten, die in der Hämatologie behandelt werden, werden oft unter dem Oberbegriff "maligne hämatologische Erkrankungen" zusammengefasst, wobei Leukämien, Lymphome und Myelome eine herausragende Stellung einnehmen. Diese Krankheiten betreffen die Blutzellen, die Vorläufer der Blutzellen oder die Immunzellen und erfordern eine spezifische, oft multidisziplinäre Behandlung.

Leukämie ist eine Krebserkrankung der Zellen des Knochenmarks, wo die Blutzellen produziert werden. Sie sind durch eine unkontrollierte Vermehrung unreifer Zellen, sogenannter Blasten, gekennzeichnet, die die normale Entwicklung der roten und weißen Blutkörperchen sowie der Blutplättchen verhindern. Leukämien werden im Allgemeinen in zwei Hauptkategorien eingeteilt: akute Leukämien, die schnell fortschreiten und eine sofortige Behandlung erfordern, und chronische Leukämien, die sich langsamer entwickeln, aber unbehandelt zu ernsthaften Komplikationen führen können. Bei der akuten myeloischen Leukämie (AML) zum Beispiel dringen unreife myeloische Zellen in das Knochenmark ein und verhindern die Produktion normaler Zellen. Die akute lymphoblastische Leukämie (ALL) befällt die Lymphozyten, wichtige Immunzellen.

Lymphome sind Krebserkrankungen, die das lymphatische System, einschließlich der Lymphknoten, der Milz und der Thymusdrüse, befallen. Sie zeichnen sich durch eine unkontrollierte Vermehrung von Lymphozyten aus, den Zellen, die eine entscheidende Rolle bei der Immunabwehr spielen. Lymphome werden hauptsächlich in zwei Kategorien unterteilt: das Hodgkin-Lymphom, das relativ selten ist und bei rechtzeitiger Behandlung oft eine gute Prognose hat, und die Non-Hodgkin-Lymphome, die eine Vielzahl von mehr oder weniger aggressiven Untertypen umfassen. Die Behandlung von Lymphomen kann Chemotherapie, Strahlentherapie und in einigen Fällen auch Stammzellentransplantation umfassen.

Schließlich befällt das **Myelom** auch die Plasmazellen, eine Art weißer Blutkörperchen, die auf die Produktion von Antikörpern spezialisiert ist. Beim Multiplen Myelom vermehren sich diese Zellen unkontrolliert im Knochenmark, stören die Produktion anderer Blutzellen und führen zu Komplikationen wie Infektionen, Anämie oder Knochenverletzungen. Das Multiple Myelom ist bis heute eine unheilbare Krankheit, aber Behandlungen wie Chemotherapie, immunmodulierende Mittel und Stammzelltransplantationen können den Verlauf kontrollieren und die Lebensqualität der Patienten verbessern.

Neben diesen drei Hauptkategorien umfasst die Hämatologie auch nicht-maligne Erkrankungen wie Anämien, Gerinnungsstörungen (wie Hämophilie) und thrombotische Erkrankungen. Eine der größten Herausforderungen dieses Fachgebiets besteht darin, dass jede Krankheit und jeder Patient Besonderheiten aufweist, die eine individuelle Behandlung erfordern. Die ständige Weiterentwicklung der molekularbiologischen und genetischen Kenntnisse hat zu erheblichen Fortschritten bei der Diagnose, Prognose und Behandlung hämatologischer Erkrankungen geführt und den Weg für gezieltere und wirksamere Therapien geebnet.

Die Hämatologie ist daher nicht auf die Untersuchung von Blutkrankheiten beschränkt. Sie bietet eine umfassende Perspektive auf die Gesundheit des Patienten, die sowohl biologische und therapeutische als auch psychologische Elemente umfasst, da die Patienten oft lange Zeit betreut werden müssen, was eine besondere Aufmerksamkeit für die Lebensqualität und die Betreuung während des gesamten Behandlungsverlaufs erfordert.

Struktur und Organisation der Abteilung für Hämatologie
Die verschiedenen Abteilungen (klinische Hämatologie, Intensivstation, Knochenmarktransplantation) und die Organisation des Pflegepersonals.

Die Hämatologie ist ein Fachgebiet, das eine straffe Organisation und eine enge Zusammenarbeit zwischen verschiedenen Abteilungen erfordert, von denen jede eine spezifische Rolle bei der Behandlung der Patienten spielt. Diese Abteilungen sind in der Regel in verschiedene Abteilungen unterteilt, von der klinischen Hämatologie über die Intensivstation bis hin zur Knochenmarktransplantation. Jede dieser Pflegeumgebungen hat ihre eigenen Besonderheiten, aber alle sind auf einen patientenzentrierten Ansatz ausgerichtet, mit multidisziplinären Teams, die zusammenarbeiten, um die bestmögliche Pflege zu bieten.

Die **Abteilung** für **klinische Hämatologie** ist oft der Haupteingang für Patienten mit hämatologischen Erkrankungen, seien sie gutartig oder bösartig. In dieser Abteilung werden die Symptome beurteilt, diagnostische Tests durchgeführt (Blutentnahmen, Knochenmarkbiopsien, bildgebende Verfahren) und die entsprechenden Behandlungen eingeleitet. Es handelt sich hierbei um eine ambulante oder stationäre Behandlung für Patienten, die eine Chemotherapie, Immuntherapie oder eine gezielte Therapie erhalten. Das Behandlungsteam, das aus Hämatologen, Krankenschwestern, Pflegerinnen, Psychologen und Ernährungsberatern besteht, arbeitet zusammen, um die

Behandlung an den Verlauf der Krankheit anzupassen. Sie sorgen für das tägliche Wohlbefinden der Patienten und stellen eine reibungslose Kommunikation zwischen dem Patienten und dem übrigen Pflegeteam sicher.

Hämatologische Intensivstationen sind spezialisierte Abteilungen, die Patienten in kritischen Situationen aufnehmen. Diese Stationen sind besonders wichtig für Patienten mit schweren Komplikationen im Zusammenhang mit ihrer Behandlung oder Krankheit, wie schwere Infektionen, Blutungen oder Organversagen. Patienten, die nach einer intensiven Chemotherapie oder einer Knochenmarktransplantation immunsupprimiert sind, können besonders gefährdet sein und benötigen eine kontinuierliche Überwachung und hochtechnologische Pflege. Die Pflegekräfte auf diesen Stationen spielen eine unverzichtbare Rolle bei der Überwachung der Vitalparameter, der Begleitung der Patienten bei den täglichen Verrichtungen und der Umsetzung der strengen aseptischen Protokolle zur Vermeidung von Infektionen. Die emotionale Belastung auf diesen Stationen ist oft hoch, aber die Zusammenarbeit aller Teammitglieder - Intensivmediziner, spezialisierte Krankenschwestern und Pfleger - ermöglicht eine schnelle und effiziente Behandlung von lebensbedrohlichen Notfällen.

Die **Abteilung für** Knochenmarktransplantation ist einer der komplexesten Bereiche der Hämatologie. Die Knochenmarktransplantation, oder genauer gesagt die Transplantation von hämatopoetischen Stammzellen, ist oft die einzige Heilungsmöglichkeit für Patienten mit Krankheiten wie akuter Leukämie oder refraktären Lymphomen. Dieser äußerst heikle Prozess beinhaltet die Vorbereitung des Patienten mit myeloablativen Behandlungen (hochdosierte Chemotherapie, manchmal Strahlentherapie), um das kranke Knochenmark zu zerstören und die Implantation der neuen Stammzellen zu ermöglichen. Die Pflege nach der Transplantation ist intensiv und konzentriert sich auf die Vermeidung von Infektionen und die Behandlung des Graft-versus-Host-Syndroms (GVH), einer häufigen Komplikation, bei der die transplantierten Zellen das Gewebe des Patienten angreifen. Neben spezialisierten Krankenschwestern und pflegern- stehen die Pfleger im Mittelpunkt dieser Behandlung, die die Symptome sorgfältig überwachen, für Sauberkeit und strenge Hygiene in den Zimmern sorgen und den Patienten, die durch den Prozess oft erschöpft sind, wichtige psychologische Unterstützung bieten.

Die Organisation des Pflegeteams in den verschiedenen Abteilungen beruht auf einer kontinuierlichen Zusammenarbeit und einer reibungslosen Kommunikation. Die Rolle jedes Einzelnen ist klar definiert, aber nur durch Zusammenarbeit kann eine qualitativ hochwertige Versorgung gewährleistet werden. Die **hämatologischen Ärzte** überwachen die Behandlungen, erstellen Protokolle und sorgen für eine genaue klinische Überwachung der Patienten. **Krankenschwestern und Krankenpfleger**, die auf Hämatologie spezialisiert sind, führen die Behandlungen durch, überwachen die Vitalfunktionen und behandeln die Nebenwirkungen der schweren Therapien. Krankenpfleger sorgen für das tägliche Wohlbefinden der Patienten, indem sie die hygienische Pflege übernehmen, auf klinische Anzeichen achten und wichtige Informationen an andere Teammitglieder weitergeben. Ihre Rolle ist oft der erste Kontakt mit den Patienten, der es ihnen ermöglicht, die kleinsten Anzeichen von Unwohlsein oder Komplikationen zu erkennen und bei Bedarf schnell zu alarmieren.

Teamarbeit ist in diesen Abteilungen von grundlegender Bedeutung, und die Koordination der Pflege beruht auf regelmäßigen **Besprechungen**, bei denen alle beteiligten Fachleute zusammenkommen, um komplexe Fälle zu besprechen, Behandlungen anzupassen und sich über bewährte Verfahren auszutauschen. Diese Organisation, die auf einer echten Synergie zwischen allen Beteiligten beruht, ermöglicht es, die Komplexität der hämatologischen Pflege zu bewältigen, wobei der Patient immer im Mittelpunkt aller Entscheidungen steht.

Patienten in der Hämatologie: eine spezifische Population
Patientenprofil: häufig immunsupprimiert, infektionsgefährdet und pflegebedürftig.

Das Profil der Patienten, die in der Hämatologie behandelt werden, ist aufgrund der Art der Erkrankungen, die sie betreffen, und der oft sehr schweren Behandlungen, die sie erhalten, einzigartig. Die meisten dieser Patienten, ob sie nun an Leukämie, Lymphomen, Myelomen oder anderen hämatologischen Erkrankungen leiden, haben eines gemeinsam: ein geschwächtes oder sogar stark beeinträchtigtes Immunsystem. Diese Immunsuppression, die krankheitsbedingt oder eine Folge der Behandlung (Chemotherapie, Strahlentherapie, Immunsuppressiva) sein kann, setzt die Patienten einem großen Infektionsrisiko aus und erfordert eine erhöhte Wachsamkeit des Pflegepersonals.

Hämatologische Patienten sind besonders anfällig für Infektionen, da ihr Immunsystem oft nicht in der Lage ist, wirksam gegen Krankheitserreger vorzugehen. Bei Leukämie beispielsweise verdrängen die kranken Blutzellen allmählich die gesunden Zellen, wodurch die normale Produktion der weißen Blutkörperchen, die für die Immunabwehr wichtig sind, gestört wird. Hinzu kommt, dass die Behandlungen zur Beseitigung der Krebszellen, wie Chemotherapie oder Knochenmarktransplantation, auch die verbleibenden Immunzellen zerstören. Diese können schwere und sogar tödliche Infektionen auslösen, selbst wenn sie von Mikroben stammen, die für einen gesunden Menschen harmlos sind.

Diese Immunschwäche erfordert eine **besondere Pflege**, die über die Standardpflege hinausgeht. In den hämatologischen Abteilungen werden die aseptischen Protokolle strikt eingehalten. Die Patientenzimmer, insbesondere für Patienten nach einer Transplantation oder einer intensiven Chemotherapie, sind oft sterile Zimmer oder Zimmer mit Laminarströmung, in denen die Luft gefiltert wird, um Partikel und Infektionserreger zu reduzieren. Jeder Handlung des Pflegepersonals, des Arztes oder sogar der Besucher müssen strenge Vorsichtsmaßnahmen vorausgehen: das Tragen von Masken, Handschuhen, Überkleidern und eine gründliche Händedesinfektion. Der Pfleger spielt täglich eine wichtige Rolle bei der Aufrechterhaltung dieser sicheren Umgebung und sorgt dafür, dass die Protokolle strikt eingehalten werden, um das Infektionsrisiko zu minimieren.

Die Immunsuppression von Patienten in der Hämatologie erfordert auch eine angemessene Körperpflege. Besondere Aufmerksamkeit wird der persönlichen Hygiene gewidmet, da selbst kleine Hautverletzungen, Reizungen oder Infektionen im Mundraum schnell zu ernsthaften Komplikationen führen können. Die Hygienepflege wird mit äußerster Vorsicht durchgeführt, um Irritationen oder Verletzungen zu vermeiden. Darüber hinaus sind die Patienten oft sehr geschwächt, bettlägerig und benötigen Hilfe bei den einfachsten täglichen Verrichtungen wie Waschen, Essen oder Fortbewegung. Pflegekräfte müssen daher technische Fähigkeiten mit menschlicher Zuwendung kombinieren, um eine Pflege zu gewährleisten, die auf diese speziellen Bedürfnisse zugeschnitten ist.

Neben dem Infektionsrisiko treten bei diesen Patienten häufig **Blutungskomplikationen** auf, weil die Produktion der Blutplättchen gestört ist oder sie schnell zerstört werden, was zu einem erhöhten Blutungsrisiko führt. Dieses Phänomen tritt häufig bei Patienten auf, die sich einer Chemotherapie unterziehen, da die Behandlung nicht nur die bösartigen Zellen, sondern auch die für die Blutgerinnung wichtigen Blutplättchen angreift. Selbst eine einfache Handlung, wie Zähneputzen oder körperliche Anstrengung, kann zu starken Blutungen führen. Dies erfordert eine strenge Überwachung auf Anzeichen von Blutungen, sei es durch Blutergüsse, Nasenbluten, Zahnfleischbluten oder schwerere innere Blutungen. Die Pflegekräfte sind darin geschult, diese Anzeichen zu erkennen und sie sofort zu melden, um die Pflege anzupassen oder eine Verschlechterung zu verhindern.

Schließlich haben diese Patienten, die oft mit langen und anstrengenden Behandlungen konfrontiert sind, auch spezifische **psychologische** Bedürfnisse. Hämatologische Erkrankungen, insbesondere bösartige, bedeuten oft einen langen Krankheitsverlauf mit Rückfällen, aggressiven Behandlungen und Ungewissheit. Dieser Kampf gegen die Krankheit führt zu großer seelischer und körperlicher Erschöpfung, verbunden mit Angst, Stress und sogar Depressionen. Die Rolle des Pflegepersonals, insbesondere der Pflegekräfte, ist hier von zentraler Bedeutung. Als erster Kontakt mit den Patienten sind sie oftmals die psychologische Stütze der ersten Stunde, indem sie wohlwollend zuhören, Trost spenden und eine beruhigende Präsenz in einem manchmal sehr technischen und entmenschlichenden Pflegeumfeld bieten. Sie begleiten die Patienten in schwierigen Momenten, sorgen für ihr Wohlbefinden und bringen einen Hauch von Menschlichkeit in eine manchmal als feindselig empfundene Krankenhausumgebung.

Kapitel 2

Die Schlüsselrolle der Pflegekraft in der Hämatologie

Hygiene- und Komfortpflege für hämatologische Patienten

Die Bedeutung der täglichen Pflege zur Vermeidung von Infektionen bei immunsupprimierten Patienten.

Bei immunsupprimierten Patienten, wie es in der Hämatologie häufig der Fall ist, ist die Vermeidung von Infektionen eine absolute Priorität und hängt weitgehend von der Qualität der täglichen Pflege ab. Die Schwächung des Immunsystems, sei es durch die Krankheit selbst oder durch aggressive Behandlungen wie Chemotherapie oder Knochenmarktransplantation, macht diese Patienten extrem anfällig für Infektionen. Für diese Patienten kann sich eine einfache Infektion, die bei einem gesunden Menschen harmlos wäre, schnell zu einem ernsthaften medizinischen Notfall entwickeln, der zu einer Sepsis oder anderen potenziell tödlichen Komplikationen führen kann. In diesem Zusammenhang kommt der täglichen Pflege eine besondere Bedeutung zu, da sie eine der wichtigsten Barrieren gegen Infektionserreger darstellt.

Die persönliche Hygiene ist eine der ersten Verteidigungslinien zur Vermeidung von Infektionen bei immunsupprimierten Patienten. Diese Pflege geht weit über den Komfort des Patienten hinaus und ist entscheidend für die Reduzierung der mikrobiellen Belastung der Haut und der Schleimhäute, die die wichtigsten Eintrittspforten für Keime in den Körper sind. Die Haut ist als erste Schutzbarriere besonders anfällig, wenn die Immunität geschwächt ist. Bei bettlägerigen oder sehr geschwächten Patienten ist eine sorgfältige Pflege erforderlich, um Hautinfektionen wie Dekubitus oder Dermatitis zu vermeiden. Dazu gehören die tägliche Reinigung, der regelmäßige Wechsel von Verbänden und Kleidung sowie die ständige Überwachung von Risikobereichen wie Hautfalten, Katheterstellen oder Bereiche, in denen die Haut länger mit der Bettwäsche oder dem Stuhl in Kontakt kommt.

Die besondere Aufmerksamkeit, die der Mundhygiene gewidmet wird, ist ebenfalls von entscheidender Bedeutung. Der Mund ist bei immunsupprimierten Patienten ein besonders empfindlicher

Bereich. Behandlungen wie Chemotherapie oder Strahlentherapie können Mukositis verursachen, eine schmerzhafte Entzündung der Schleimhäute, die nicht nur das Essen erschwert, sondern den Patienten auch einem erhöhten Risiko für Pilz- oder Bakterieninfektionen aussetzt. Die tägliche Pflege besteht daher aus einer sanften Bürste, die oft mit antiseptischen Mundspülungen kombiniert wird, um die Vermehrung von Keimen zu verhindern. Dies mag einfach erscheinen, spielt aber eine wichtige Rolle bei der Vorbeugung von Mundinfektionen, die sich leicht im Körper ausbreiten und zu ernsthaften Komplikationen führen können.

Auch die Umgebung des Patienten muss sorgfältig gepflegt werden. Das Pflegepersonal sorgt jeden Tag dafür, dass das Zimmer in einem sauberen Zustand gehalten wird. In den hämatologischen Abteilungen und insbesondere in den Abteilungen, in denen Patienten mit Knochenmark-Aplasie (eine Zeit, in der das Knochenmark keine Blutzellen mehr produziert) behandelt werden, werden strenge Maßnahmen ergriffen, um das Vorhandensein von Keimen auf ein Minimum zu reduzieren. Dies beinhaltet nicht nur eine gründliche Reinigung der Oberflächen, sondern auch die Verwendung von Geräten wie -Flow-Laminar Kammern, die die Luft filtern, um die Zirkulation von Partikeln und Infektionserregern zu verhindern. Das Pflegepersonal ist für die strikte Einhaltung der aseptischen Protokolle verantwortlich, die vom Tragen von Handschuhen, Masken und Überkitteln bis zur systematischen Desinfektion der Hände vor und nach jeder Behandlung reichen. Diese Maßnahmen werden den ganzen Tag über wiederholt, um das Risiko der Einschleppung von Keimen in die Umgebung des Patienten zu minimieren und eine Schutzblase um ihn herum zu schaffen.

Zur täglichen Pflege gehört auch die sorgfältige Überwachung von invasiven Geräten wie zentralen Venenkathetern, peripheren Zugängen oder implantierbaren Kammern, die häufig zur Verabreichung von Therapien oder Infusionen verwendet werden. Diese Geräte, die für die Behandlung von hämatologischen Patienten unerlässlich sind, sind auch potenzielle Eintrittspforten für Infektionen, wenn sie nicht ordnungsgemäß gewartet werden. Der Pfleger sorgt daher täglich für die Sauberkeit dieser Geräte, indem er sterile Verbände anlegt und auf Anzeichen von Rötung, Entzündung oder Exsudation um die Einstichstellen achtet. Jede festgestellte Anomalie wird sofort dem medizinischen Team gemeldet, um eine lokale Infektion zu verhindern, die sich schnell ausbreiten könnte, wenn sie nicht schnell behandelt wird.

Es ist auch wichtig, sich daran zu erinnern, dass die Ernährung ein integraler Bestandteil der täglichen Pflege ist, um Infektionen zu verhindern. Immunsupprimierte Patienten müssen häufig spezielle Diäten einhalten, da bestimmte Nahrungsmittel Krankheitserreger enthalten können, die zu Lebensmittelinfektionen führen können. Beispielsweise sind rohes Obst und Gemüse, nicht pasteurisierte oder schlecht gegarte Produkte häufig verboten. Der Pfleger spielt hier eine Schlüsselrolle, indem er sicherstellt, dass die Mahlzeiten den strengen Diätvorschriften entsprechen und dem Patienten hilft, richtig zu essen, denn eine gute Ernährung ist wichtig, um den durch die Behandlung geschwächten Körper zu unterstützen.

Schließlich trägt neben der technischen Pflege auch der Beziehungsaspekt der täglichen Pflege zur Vermeidung von Infektionen bei. Immunsupprimierte Patienten sind aufgrund der strengen Isolationsmaßnahmen oft sehr isoliert, sowohl physisch als auch emotional. Diese Einsamkeit kann zu einem Stimmungstief oder sogar zu Depressionen führen, was wiederum den Körper weiter schwächen kann. Der Pfleger trägt durch seine tägliche Anwesenheit, sein Zuhören und seine Interaktionen nicht nur zum geistigen Wohlbefinden des Patienten bei, sondern indirekt auch zur Widerstandsfähigkeit des Körpers gegen Infektionen. Ein psychisch gestärkter Patient ist eher in der Lage, die Pflegeanweisungen zu befolgen und so aktiv wie möglich zu bleiben, was zur Genesung beiträgt.

Überwachung der Vitalwerte und klinische Beobachtung

Die Vitalparameter und die klinischen Manifestationen (Fieber, Anzeichen einer Infektion, Blutungen) werden engmaschig überwacht.

Die engmaschige Überwachung der Vitalparameter und der klinischen Erscheinungen ist ein Grundpfeiler in der Behandlung von Hämatologiepatienten, insbesondere von immunsupprimierten oder intensiv behandelten Patienten. Diese Patienten, deren Gesundheitszustand sich schnell verschlechtern kann, benötigen eine erhöhte Wachsamkeit, da leichte Veränderungen der Vitalwerte oder das Auftreten subtiler Symptome Vorboten von ernsthaften Komplikationen wie Infektionen oder Blutungen sein können. Diese strenge Überwachung, die häufig von Pflegekräften in enger Zusammenarbeit mit dem Pflege- und Ärzteteam durchgeführt wird, ist entscheidend, um Notfallsituationen schnell zu erkennen und angemessen darauf zu reagieren.

Eines der wichtigsten Vitalzeichen, das in der Hämatologie überwacht werden muss, ist die **Körpertemperatur**. Bei einem immungeschwächten Patienten kann selbst leichtes Fieber ein Anzeichen für eine schwere Infektion sein, insbesondere weil das geschwächte Immunsystem nicht in der Lage ist, eine wirksame Reaktion gegen die Krankheitserreger zu entwickeln. Eine Körpertemperatur von über 38°C wird in diesem Zusammenhang als ein potentiell ernsthafter Indikator angesehen. Das Fehlen von Fieber bedeutet jedoch nicht immer, dass keine Infektion vorliegt, da einige immungeschwächte Patienten kein Fieber haben, weil sie nicht in der Lage sind, eine angemessene Entzündungsreaktion zu entwickeln. Aus diesem Grund ist die regelmäßige Überwachung der Temperatur in Verbindung mit einer kontinuierlichen Beurteilung des Allgemeinzustands des Patienten von entscheidender Bedeutung. Ein nicht erkanntes Fieber oder eine unbehandelte Infektion kann schnell zu einer Sepsis führen, einer lebensbedrohlichen Komplikation. In diesem Zusammenhang spielt der Pfleger eine entscheidende Rolle, indem er regelmäßig die Temperatur des Patienten misst,

Temperaturerhöhungen feststellt und jede Anomalie sofort dem medizinischen Team meldet.

Die Überwachung der **Herzfrequenz** und des **Blutdrucks** ist ebenfalls von entscheidender Bedeutung. Eine Tachykardie (erhöhte Herzfrequenz) oder ein niedriger Blutdruck (Abfall des Blutdrucks) können frühe Indikatoren für Komplikationen wie einen septischen Schock oder eine Blutung sein. Ein Patient, dessen Blutdruck deutlich abfällt, kann innere Blutungen haben, insbesondere wenn er Antikoagulantien einnimmt oder eine Knochenmarkaplasie hat, in der die Anzahl der Blutplättchen drastisch reduziert ist, was das Risiko von Blutungen erhöht. Pfleger messen regelmäßig den Blutdruck und überwachen den Puls und sind somit an vorderster Front, wenn es darum geht, diese Warnzeichen zu erkennen. Eine anhaltende Tachykardie oder ein Blutdruckabfall, auch wenn keine anderen Symptome erkennbar sind, müssen unverzüglich gemeldet werden, um eine schnelle Behandlung zu ermöglichen.

Die **Anzeichen einer Infektion** gehen über die einfache Überwachung der Temperatur hinaus. Ein immunsupprimierter Patient kann Anzeichen einer Infektion durch eine subtile Veränderung seines Allgemeinzustandes zeigen: erhöhte Müdigkeit, Verwirrtheit, Unruhe oder Schüttelfrost können erste Anzeichen sein. Außerdem kann sich eine Infektion lokal manifestieren, wie z.B. bei Kathetern, wo Rötung, Schmerzen, eitriger Ausfluss oder Empfindlichkeit um die Einstichstelle herum genau beobachtet werden müssen. Auch Harnwegsinfektionen sind bei diesen Patienten häufig und Anzeichen wie Bauchschmerzen, schmerzhaftes Wasserlassen oder trüber Urin sollten das Pflegepersonal alarmieren. Schließlich sind Lungeninfektionen wie Lungenentzündungen besonders besorgniserregend und können sich durch Husten, Atembeschwerden oder eine verminderte Sauerstoffsättigung bemerkbar machen. Auch hier spielt das Pflegepersonal eine wichtige Rolle, da es oft als erstes diese subtilen Veränderungen im Verhalten oder im klinischen Zustand des Patienten bemerkt und so in Zusammenarbeit mit dem medizinischen Team schnell handeln kann.

Neben den Anzeichen einer Infektion ist die Überwachung **von Blutungsanzeichen** bei hämatologischen Patienten von größter Bedeutung. Thrombozytopenie, ein Rückgang der Thrombozytenzahl, ist eine häufige Komplikation bei diesen Patienten, insbesondere bei Patienten mit Knochenmarksaplasie oder myelotoxischen Behandlungen. Eine niedrige Thrombozytenzahl erhöht das Risiko von Blutungen, sowohl äußerlich als auch innerlich. Pfleger sollten besonders auf spontan auftretende Blutergüsse (blaue Flecken), Zahnfleischbluten bei der Mundpflege oder Blut im Urin oder im Stuhl achten. Bei einem thrombozytopenischen Patienten können diese Erscheinungen jedoch auf eine allgemeine Blutungsneigung hindeuten, die eine Transfusion von Blutplättchen oder eine medizinische Notfallbehandlung erfordert.

Bei **inneren Blutungen** können die Anzeichen diskreter und schwieriger zu erkennen sein. Plötzliche Blässe, erhöhte Herzfrequenz, niedriger Blutdruck oder Bauchschmerzen können auf eine gastrointestinale Blutung oder eine andere Form der inneren Blutung hindeuten. Daher ist die ständige Überwachung der Lebenszeichen in Verbindung mit einer sorgfältigen klinischen Beurteilung von entscheidender Bedeutung. Der Pfleger, der täglich bei dem Patienten ist, ist oft derjenige, der diese schwachen Signale wahrnimmt und ein schnelles Eingreifen ermöglicht.

Die Bedeutung dieser engmaschigen Überwachung liegt nicht nur in der Messung der Vitalwerte, sondern auch in der Fähigkeit, klinische Anzeichen zu beobachten und zu interpretieren, die manchmal subtil, aber potenziell kritisch sind. Durch ihre Nähe zum Patienten entwickeln Pfleger die Fähigkeit, Veränderungen im Verhalten oder Aussehen des Patienten zu erkennen, die auf das Auftreten einer Infektion, einer Blutung oder einer anderen Komplikation hinweisen können. Sie spielen eine zentrale Rolle im Vigilanzsystem für hämatologische Patienten und können schnell auf eine Verschlechterung des Zustands des Patienten reagieren.

Schmerz- und Komfortmanagement in Zusammenarbeit mit dem Pflegeteam.

Die Rolle des Pflegers bei der Bewertung von Schmerzen und Beschwerden des Patienten sowie bei der Verabreichung von nicht-medikamentösen Behandlungen.

Die Rolle der Pflegekraft bei der Beurteilung von Schmerzen und Beschwerden von Patienten in der Hämatologie ist von entscheidender Bedeutung, da diese Patienten, die häufig mit schweren Behandlungen und schweren Erkrankungen konfrontiert sind, regelmäßig mit einer Vielzahl von Schmerzen und körperlichen Beschwerden leben müssen. Schmerzen können akut oder chronisch sein, durch die Krankheit selbst oder ihre Behandlung verursacht werden, und ihre genaue Einschätzung ist entscheidend für eine angemessene Behandlung. Aufgrund seiner täglichen Nähe zum Patienten ist der Pfleger oft der erste, der die Anzeichen von Schmerzen wahrnimmt, auch wenn diese nicht verbal ausgedrückt werden. Dies verleiht ihm eine Schlüsselrolle bei der Erkennung Schmerzen von, der Anpassung der Pflege und der Verabreichung von nicht-medikamentösen Behandlungen zur Linderung des Leidens des Patienten.

Die Beurteilung von Schmerzen beruht in erster Linie auf Beobachtung und genauem Zuhören. In der Hämatologie können die Patienten unter verschiedenen Arten von Schmerzen leiden: Knochenschmerzen aufgrund von Metastasen oder Myelom, Gelenkschmerzen, neuropathische Schmerzen nach einer Chemotherapie oder viszerale Schmerzen nach einer Knochenmarktransplantation. Manche Patienten drücken ihre Schmerzen klar aus, aber andere, insbesondere wenn sie erschöpft sind oder sich einer schweren Behandlung unterziehen müssen, können Schwierigkeiten haben, ihre Schmerzen zu verbalisieren. Der Pfleger spielt daher eine grundlegende Rolle, indem er auf nonverbale Signale achtet: Schmerzmimik, Unruhe, schnelle Atmung, starre Haltung oder Stöhnen können Anzeichen dafür sein, dass der Patient Schmerzen hat. Er muss in der Lage sein, selbst diskrete Zeichen zu erkennen, um sie dem Pflege- und Ärzteteam mitzuteilen und so eine schnelle Anpassung der Pflege oder der Schmerzbehandlung zu ermöglichen.

Der Dialog mit dem Patienten ist ebenfalls ein wesentlicher Bestandteil dieser Beurteilung. Der Pfleger ist durch seine regelmäßige Anwesenheit und sein Vertrauensverhältnis zum Patienten oft an vorderster Front, wenn es darum geht, die Empfindungen des Patienten bezüglich seiner Schmerzen zu erfassen. Er kann den Patienten nach der Intensität, der Lokalisierung und der Art der Schmerzen fragen, die er empfindet. Diese Kommunikation ermöglicht eine gezieltere Intervention, da jede Art von Schmerz eine andere Reaktion erfordert. Zum Beispiel kann ein neuropathischer Schmerz eine spezifische Behandlung oder eine angepasste physische Intervention erfordern. In einigen Fällen kann es sich um diffuse Beschwerden handeln, die mit längerem Liegen, Muskelkater oder allgemeiner Schwäche aufgrund von Behandlungen zusammenhängen. Diese Beschwerden werden zwar oft unterschätzt, können aber die Lebensqualität des Patienten stark beeinträchtigen, wenn sie nicht proaktiv behandelt werden.

In diesem Zusammenhang spielt der Pfleger eine entscheidende Rolle bei der Verabreichung von **nicht-medikamentösen Behandlungen**, die zusätzlich zu den Medikamenten eine erhebliche Erleichterung bringen können. Diese nicht-pharmakologischen Behandlungen, die oft auf körperlicher Pflege, Entspannung oder Beruhigungstechniken beruhen, sind besonders wertvoll in der Hämatologie, wo Schmerzen und Unannehmlichkeiten ständig auftreten können und nur schwer mit Medikamenten zu lindern sind.

Einer der wichtigsten Aspekte der nicht-medikamentösen Pflege ist die **Mobilisierung und körperliche Rehabilitation**. Hämatologische Patienten, die oft bettlägerig oder durch die

Behandlung sehr geschwächt sind, leiden regelmäßig unter Schmerzen, die mit der Immobilität zusammenhängen: Muskel- und Gelenkschmerzen oder Schmerzen, die mit der Bildung von Druckgeschwüren verbunden sind. Der Pfleger sorgt in Zusammenarbeit mit den Physiotherapeuten dafür, dass der Patient entsprechend seiner Fähigkeiten regelmäßig mobilisiert wird, um diese Beschwerden zu vermeiden. Dies kann regelmäßige Positionswechsel, passive Mobilisierungsübungen oder die Installation von Lagerungskissen zur Entlastung bestimmter Körperbereiche beinhalten. Diese Maßnahmen helfen, die mit einer längeren Immobilisierung verbundenen Schmerzen zu vermeiden und fördern den allgemeinen Komfort des Patienten.

Parallel dazu kann der Pfleger **Entspannungstechniken** oder Komfortpflege anbieten, um das Schmerzempfinden zu verringern. Einfache Maßnahmen wie eine leichte Massage der schmerzenden Stellen, eine sanfte Hygiene zur Vermeidung von Irritationen oder das Auflegen von kalten oder warmen Kompressen können dazu beitragen, das Wohlbefinden des Patienten zu verbessern. Diese Techniken sind nicht invasiv und bieten oft eine erhebliche Erleichterung, insbesondere für Patienten, die unter chronischen oder nach der Behandlung verbleibenden Schmerzen leiden. Insbesondere Massagen können Muskelverspannungen lösen und einen Moment der physischen und psychischen Beruhigung bieten.

Geführte Entspannung, **kontrollierte Atmung** oder die Anwendung **positiver Visualisierungstechniken** sind weitere Methoden, die Patienten mit Schmerzen angeboten werden können. Diese einfachen, aber wirksamen Techniken helfen, die Wahrnehmung von Schmerzen zu verringern, indem sie die Aufmerksamkeit ablenken und einen Zustand der geistigen Ruhe fördern. Der Pfleger ist durch seine Nähe und sein Zuhören in einer guten Position, um diese Ansätze in Momenten vorzuschlagen, in denen sich der Patient von Schmerzen oder Angst überwältigt fühlt. Diese Maßnahmen sind zwar nicht medizinisch, tragen aber dazu bei, den emotionalen Zustand des

Patienten zu verbessern, was eine entscheidende Rolle bei der allgemeinen Schmerzbehandlung spielt.

Ein weiterer wichtiger Aspekt der Rolle des Krankenpflegers ist die Schaffung einer **beruhigenden Umgebung**. Das Wohlbefinden des Patienten hängt nicht nur von der direkten Pflege ab, sondern auch von der Atmosphäre, in der er behandelt wird. Wenn Sie dafür sorgen, dass das Zimmer sauber, ruhig und gut beleuchtet ist und dass der Patient Zugang zu allem hat, was er braucht (Wasser, persönliche Gegenstände, Unterhaltung), trägt dies zu seinem allgemeinen Wohlbefinden bei und kann dazu beitragen, sein Unbehagen zu verringern. Die Aufmerksamkeit für diese kleinen Details kann dazu beitragen, die Krankenhauserfahrung weniger stressig und erträglicher zu machen, was für Patienten, die häufig über längere Zeiträume im Krankenhaus bleiben, von entscheidender Bedeutung ist.

Schließlich hat der Pfleger eine **Vermittlerrolle** zwischen dem Patienten und dem Pflegeteam. Indem er die Entwicklung von Schmerzen oder Unwohlsein aufmerksam beobachtet, kann er Veränderungen im Zustand des Patienten schnell melden und so eine Anpassung der schmerzstillenden Behandlung oder der Pflege ermöglichen. Diese Kommunikation ist von entscheidender Bedeutung, da sie verhindert, dass der Schmerz sich festsetzt oder verschlimmert, und somit die Lebensqualität des Patienten verbessert.

Psychologische Betreuung des Patienten und seiner Familie
Zuhören und emotionale Unterstützung im oft belastenden Umfeld der Hämatologie.

Zuhören und emotionale Unterstützung sind ein zentraler Bestandteil der täglichen Arbeit in der Hämatologie, einem Fachgebiet, in dem die Patienten nicht nur mit schweren, oft invalidisierenden Krankheiten, sondern auch mit langen und anstrengenden Behandlungen konfrontiert sind. Dieses medizinische Umfeld ist für die Patienten besonders schwierig, da sie nicht nur mit körperlichen Schmerzen und den Nebenwirkungen der Behandlungen zu kämpfen haben, sondern auch mit einer tiefen Angst, die mit der Schwere ihrer Krankheit und der Ungewissheit über die Entwicklung ihres Gesundheitszustands zusammenhängt. In diesem Zusammenhang spielt der Krankenpflegehelfer neben seinen technischen Fähigkeiten eine entscheidende Rolle, indem er den Patienten aufmerksam zuhört und sie emotional unterstützt.

Emotionale Unterstützung beginnt oft mit der Fähigkeit, einfach für den Patienten da zu sein und eine vertrauensvolle Beziehung aufzubauen, die auf Zuhören, Wohlwollen und Verfügbarkeit basiert. Für viele Hämatologiepatienten wird das Krankenhaus zu einem vertrauten Ort, an dem sie aufgrund der intensiven Behandlungen wie Chemotherapie, Knochenmarktransplantationen oder der Nachsorge lange Zeit verbringen. Der Krankenpflegehelfer ist aufgrund seiner Rolle in der Nähe oft einer der regelmäßigsten Gesprächspartner, der den Patienten täglich in Momenten der Schwäche, des Zweifels oder des Schmerzes begleitet. Er wird so zu einem wichtigen Bezugspunkt in einer medizinischen Umgebung, die manchmal als feindselig oder beängstigend empfunden wird.

Zuhören bedeutet in diesem Zusammenhang mehr als nur zu hören, was der Patient sagt. Es bedeutet **aktives** Zuhören, d.h. Aufmerksamkeit für die Worte des Patienten, aber auch für sein Schweigen, seine Körpersprache und seinen allgemeinen Gemütszustand. Patienten mit hämatologischen Erkrankungen werden oft von komplexen Emotionen überwältigt: Angst vor dem Tod, Frustration aufgrund körperlicher Einschränkungen, Zukunftsängste oder das Gefühl der Isolation. Der Pfleger hört zu und ermöglicht es dem Patienten, diese Emotionen zu verbalisieren, seine Gefühle in Worte zu fassen und so eine gewisse Erleichterung von der aufgestauten Angst zu finden. Es ist nicht ungewöhnlich, dass Patienten dem Pfleger Sorgen anvertrauen, die sie aus Angst, sie zu beunruhigen, nicht gegenüber ihrer Familie oder sogar ihrem Arzt auszusprechen wagen. Daher muss das Zuhören respektvoll, einfühlsam und nicht wertend sein und dem Patienten einen sicheren Raum bieten, um seine Gefühle auszudrücken.

Im emotionalen Zuhören zeigt sich die **psychologische Unterstützung** auch in kleinen alltäglichen Gesten, die, obwohl sie scheinbar einfach sind, einen großen Einfluss auf die Moral der Patienten haben. Ob es sich nun darum handelt, ein paar Minuten länger am Bett eines ängstlichen Patienten zu bleiben, seine Hand zu halten, mit ihm zu sprechen, um ihn vor einer schmerzhaften Behandlung zu beruhigen, oder ihn einfach zu fragen, wie er sich wirklich fühlt, diese Momente des Austauschs tragen dazu bei, die Pflege menschlicher zu gestalten und Trost in einen Tag zu bringen, der oft von medizinischen Protokollen bestimmt wird. Diese Interaktionen erinnern den Patienten daran, dass er nicht auf seine Krankheit oder seine Symptome reduziert wird, sondern dass er in erster Linie ein Individuum ist, dessen Emotionen und psychologische Bedürfnisse ebenso wichtig sind wie seine körperlichen Bedürfnisse.

Die **emotionale Unterstützung**, die der Pfleger bietet, erstreckt sich auch auf die Familien der Patienten, die oft selbst in großer Not sind, weil sie mit der Krankheit ihrer Angehörigen konfrontiert sind. Die Familienmitglieder sind zwar anwesend und wollen helfen, können sich aber angesichts des Ernstes der Situation hilflos oder ratlos fühlen. Der Pfleger kann eine Vermittlerrolle einnehmen, indem er die Pflege erklärt, praktische Fragen beantwortet oder erschöpften Angehörigen moralische Unterstützung bietet. Er hilft ihnen, besser zu verstehen, was der Patient durchmacht und gibt ihnen die Werkzeuge an die Hand, um ihn besser zu begleiten. Diese Hilfe ist wertvoll, da sie den Familien das Gefühl gibt, stärker in den Pflegeprozess eingebunden und weniger isoliert zu sein, wenn sie sich Sorgen machen.

Darüber hinaus ist es wichtig zu beachten, dass die emotionale Unterstützung in der Hämatologie nicht auf die Zeiten beschränkt ist, in denen sich der Patient in einer akuten Phase seiner Krankheit befindet. Sie erstreckt sich auch auf die Zeit der Remission, die zwar eine gewisse Erleichterung mit sich bringt, aber auch Ängste vor einem erneuten Auftreten der Krankheit hervorrufen kann. Oft ist der Pfleger anwesend, um diese Ängste zu lindern, indem er tröstend zuhört und ermutigende Worte findet. Wenn die Krankheit fortschreitet oder die Behandlung versagt, wird die Begleitung des Patienten noch wichtiger. Der Pfleger lindert dann nicht nur die körperlichen Schmerzen, sondern bietet auch psychologische Unterstützung in Momenten der Verzweiflung oder tiefer Traurigkeit.

In Fällen, in denen die Behandlungen nicht mehr kurativ sind und der Patient in eine palliative Phase eintritt, wird der Pfleger zu einer **Säule der Sterbebegleitung**. In dieser besonders heiklen Situation nimmt die Rolle der emotionalen Unterstützung eine noch tiefere Dimension an. Der Patient, der oft mit dem Gedanken an den Tod konfrontiert ist, braucht eine beruhigende Präsenz, die ihm zuhört, ohne ihn zu verurteilen, und die ihn in seinen letzten Momenten mit Respekt und Würde begleitet. Der Pfleger stellt in diesem Zusammenhang sicher, dass der Patient sich umgeben fühlt, dass er mit seinen Ängsten nicht allein gelassen wird und dass er einen Teil der Kontrolle über seine letzten Tage behält, indem er seine Wünsche respektiert und für seinen Komfort sorgt. Die emotionale Unterstützung erstreckt sich auch auf die Angehörigen des Patienten, die ebenfalls in ihrer bevorstehenden Trauer begleitet werden müssen.

Kapitel 3

Spezifische Verfahren und Techniken in der Hämatologie

Strenge aseptische Protokolle in der Hämatologie

Die Bedeutung von Schutzisolierung und strengen Desinfektionstechniken zur Begrenzung des Infektionsrisikos.

In der Hämatologie sind die Patienten besonders anfällig für Infektionen aufgrund ihrer Immunsuppression, die oft durch die Krankheit selbst oder durch die aggressiven Behandlungen wie Chemotherapie, Strahlentherapie oder Knochenmarktransplantation verursacht wird. Diese Behandlungen beeinträchtigen die Produktion von Immunzellen stark, so dass die Patienten den Krankheitserregern schutzlos ausgeliefert sind. Vor diesem Hintergrund ist die Vermeidung von Infektionen eine absolute Priorität, um die Sicherheit und Genesung der Patienten zu gewährleisten. Eine der effektivsten Strategien zum Schutz dieser Patienten ist die Schutzisolierung, die von strengen Desinfektionstechniken begleitet wird.

Die **Schutzisolierung** ist eine wesentliche Maßnahme, um die Exposition immunsupprimierter Patienten gegenüber Infektionserregern zu begrenzen, die in der Krankenhausumgebung vorhanden sind oder von den Menschen um sie herum übertragen werden. Aufgrund ihrer schwachen Immunität können diese Patienten schwere Infektionen durch Bakterien, Viren oder Pilze entwickeln, die für gesunde Menschen normalerweise harmlos sind. Die Isolierung zielt darauf ab, eine Barriere zwischen dem Patienten und diesen Krankheitserregern zu schaffen, indem das Risiko einer exogenen Infektion so weit wie möglich reduziert wird. Die Isolationszimmer, die häufig mit Laminarflow-Luftfiltersystemen ausgestattet sind, sorgen für eine kontrollierte Umgebung, in der Partikel und Keime kontinuierlich herausgefiltert werden. Dies minimiert die Risiken, die mit der Umgebungsluft verbunden sind, insbesondere für Patienten mit Knochenmark-Aplasie, einer Zeit, in der ihr Körper praktisch keine Blutzellen einschließlich der Abwehrzellen mehr produziert.

In diesen Zimmern wird jedes Betreten und Verlassen des Zimmers genauestens überwacht. Pfleger, Besucher und sogar das medizinische Personal müssen strenge Protokolle befolgen, um zu verhindern, dass Mikroben von außen eingeschleppt werden. Dazu gehört das Tragen von Masken, Handschuhen, Kitteln und manchmal sogar von Mützen oder Überschuhen, um das Risiko einer Ansteckung durch direkten Kontakt oder über die Luft zu verringern. Die Pflegekräfte stellen täglich sicher, dass diese Maßnahmen unter allen Umständen eingehalten werden, und beteiligen sich aktiv an der Einführung und Aufrechterhaltung dieser Protokolle. Sie sind oft die ersten, die an die Wichtigkeit dieser Maßnahmen erinnern und dafür sorgen, dass alle notwendigen Materialien am Eingang des Zimmers zur Verfügung stehen. Ihre Rolle ist von entscheidender Bedeutung, da eine einzige Unachtsamkeit den Patienten einem großen Infektionsrisiko aussetzen kann.

Eine gründliche Desinfektion von Oberflächen, medizinischen Geräten und Händen ist ebenfalls Teil dieser Isolationsmaßnahmen. Immunsupprimierte Patienten sind besonders anfällig für nosokomiale Infektionen, die durch einfachen Kontakt mit kontaminierten Oberflächen oder nicht sterilen Instrumenten übertragen werden können. Das Pflegepersonal und die Krankenschwestern müssen daher strenge Regeln der Asepsis einhalten. Jeder Handlung muss eine sorgfältige Händedesinfektion vorausgehen, entweder mit einer hydroalkoholischen Lösung oder durch Waschen mit Wasser und Seife gemäß den geltenden Protokollen. Dies beinhaltet nicht nur das der Waschen Hände vor und nach jedem Patientenkontakt, sondern auch nach jedem Umgang mit Gegenständen oder Geräten in der Umgebung des Patienten.

Medizinische Geräte wie zentrale Venenkatheter, periphere Zugänge oder implantierbare Kammern sind ebenfalls potenzielle Eintrittspforten für Infektionen. Die Pflege dieser Geräte erfordert absolute Asepsis. Jede Handhabung muss unter sterilen Bedingungen erfolgen, mit regelmäßiger Erneuerung der Verbände und kontinuierlicher Überwachung auf Anzeichen einer Infektion, wie Rötung, Schwellung oder eitriger Ausfluss um die Einstichstellen. Der Pfleger spielt bei dieser täglichen

Überwachung eine Schlüsselrolle, indem er Warnzeichen schnell erkennt und bei Bedarf das Pflege- oder Ärzteteam alarmiert.

Die Reinigung der Oberflächen im Patientenzimmer ist ein weiterer wichtiger Aspekt der Infektionsprävention. Alles, was mit dem Patienten oder seiner unmittelbaren Umgebung in Berührung kommt, muss regelmäßig desinfiziert werden: Türklinken, Alarmknöpfe, Fernbedienungen, Möbel etc. Diese Oberflächen, die häufig vom Patienten oder dem Pflegepersonal berührt werden, können zu Übertragungsvektoren werden, wenn sie nicht regelmäßig und gründlich desinfiziert werden. Das Pflegepersonal sorgt dafür, dass die Reinigungsprotokolle den ganzen Tag über strikt eingehalten werden. Dazu gehört auch der häufige Wechsel der Bettwäsche und der Kleidung des Patienten, insbesondere wenn er schwitzt, blutet oder Ausfluss hat.

Zusätzlich zu diesen technischen Maßnahmen ist die Wachsamkeit des Pflegepersonals ständig gefordert, um die Anzeichen einer Infektion zu erkennen, sobald sie auftreten. Selbst in einer geschützten Umgebung können Patienten interne oder opportunistische Infektionen entwickeln, die oft mit ihrer eigenen Mikrobenflora zusammenhängen. Diese Infektionen können sich durch Fieber, Schüttelfrost, Tachykardie, lokale Schmerzen oder diskretere Anzeichen wie eine Veränderung des Allgemeinzustands bemerkbar machen. Der Pfleger ist aufgrund seiner täglichen Nähe zum Patienten oft der erste, der diese Symptome beobachtet und sie dem medizinischen Team mitteilt, wodurch ein schnelles Eingreifen ermöglicht wird. Eine frühzeitig erkannte Infektion kann schnell mit Antibiotika, antiviralen Mitteln oder Antimykotika behandelt werden, während eine verspätete Erkennung zu ernsthaften Komplikationen wie Sepsis führen kann.

Es ist auch wichtig zu erwähnen, dass Desinfektion und Schutzisolierung nicht nur für die Krankenhausumgebung relevant sind. Pflegekräfte spielen eine entscheidende Rolle bei der Aufklärung von Patienten und ihren Angehörigen über gute Hygienepraktiken im häuslichen Umfeld, insbesondere bei

Patienten, die nach einer Transplantation oder intensiven Chemotherapie aus dem Krankenhaus entlassen werden. Sie beraten über Maßnahmen zur Minimierung des Infektionsrisikos: häufiges Händewaschen, Tragen eines Mundschutzes in der Öffentlichkeit, Einschränkung des Kontakts mit kranken Personen und Vorsichtsmaßnahmen bei der Ernährung (Vermeidung von rohen oder schlecht gekochten Lebensmitteln). Diese Aufklärung ist wichtig, um die Kontinuität der Schutzmaßnahmen nach der Rückkehr des Patienten nach Hause zu gewährleisten.

Handhabung und Pflege von zentralen Venenkathetern (ZVK), peripheren Venenkathetern und implantierbaren Kammern.

Die Verantwortung der Pflegekraft bei der Pflege und Überwachung dieser Geräte.

Die Pflegekraft spielt eine zentrale Rolle bei der Pflege und Überwachung von medizinischen Geräten, die in der Hämatologie verwendet werden, einschließlich zentraler Venenkatheter, peripherer Zugänge und implantierbarer Kammern. Diese Geräte sind für die Verabreichung von Behandlungen wie Chemotherapie oder Bluttransfusionen unerlässlich, aber sie stellen auch potenzielle Eintrittspforten für Infektionen dar. Aufgrund der erhöhten Anfälligkeit von immungeschwächten Patienten erfordert der Umgang mit diesen Geräten absolute Sorgfalt und ständige Wachsamkeit. Der Pfleger ist durch seine tägliche Nähe zum Patienten direkt an der Wartung, Beobachtung und Prävention von Komplikationen im Zusammenhang mit diesen Geräten beteiligt.

Eine der ersten Aufgaben der Pflegekraft ist es, bei der routinemäßigen Pflege dieser Geräte auf **Asepsis** zu achten. Aseptik ist entscheidend, um eine Kontamination der Einstichstellen zu vermeiden, da eine über einen Katheter oder eine implantierbare Kammer eingeführte Infektion sich schnell im Körper ausbreiten und zu ernsthaften Komplikationen wie Sepsis führen kann. Dies erfordert eine strenge Desinfektion vor jeder Handhabung des Geräts, sei es zum Wechseln eines Verbands, zur Repositionierung eines Schlauchs oder zur Reinigung des Einführbereichs. Die Pflegekraft muss immer steriles Material verwenden, ihre Hände mit einer hydroalkoholischen Lösung desinfizieren und sterile Handschuhe tragen, bevor sie die Geräte berührt. Er muss auch sicherstellen, dass alle Materialien, die für die Pflege verwendet werden (Kompressen, Desinfektionsmittel, Verbände), den Hygieneprotokollen der Abteilung entsprechen.

Die **Pflege von zentralen Venenkathetern** ist eine besonders heikle Aufgabe, da diese Geräte tief in den Körper eingeführt werden und einen direkten Weg in den Blutkreislauf bieten. Hämatologiepatienten, die häufig eine Chemotherapie oder Immunsuppressiva erhalten, sind extrem anfällig für Infektionen, die von diesen Kathetern ausgehen könnten. Der Pfleger ist dafür verantwortlich, die Einstichstelle sauber und trocken zu halten, indem er dafür sorgt, dass die Verbände regelmäßig gewechselt werden und die strengen Desinfektionsprotokolle befolgt werden. Jeder Verbandswechsel muss mit äußerster Sorgfalt durchgeführt werden, damit der Katheter nicht verschoben oder kontaminiert wird. Darüber hinaus muss der Pfleger die Einstichstelle täglich auf Anzeichen einer Infektion wie Rötung, Schwellung, Schmerz oder Ausfluss überprüfen. Wenn eines dieser Anzeichen auftritt, sollte er sofort das Pflegepersonal oder den Arzt benachrichtigen, damit eine schnelle Beurteilung und Behandlung erfolgen kann.

Die **Überwachung von Geräten**, sei es ein zentraler Katheter oder eine implantierbare Kammer, ist ebenfalls ein integraler Bestandteil der Rolle des Krankenpflegers. Diese Überwachung geht über die einfache visuelle Beobachtung der Einstichstelle hinaus. Er muss auf alle Anzeichen einer Fehlfunktion oder Komplikation achten, wie z.B. eine Verstopfung des Katheters, eine Paravasation (Austritt von Flüssigkeit in das umliegende Gewebe) oder ungewöhnliche Schmerzen, die der Patient meldet. Wenn ein Patient beispielsweise nach der Verwendung eines zentralen Venenkatheters über Brustschmerzen oder Atembeschwerden klagt, kann dies auf eine Embolie oder eine Verschiebung des Geräts hindeuten, was eine sofortige medizinische Intervention erfordert. Die Pflegekraft, die auf solche Beschwerden oder Symptome achtet, spielt eine Schlüsselrolle bei der Früherkennung dieser Komplikationen.

Ein weiterer wichtiger Aspekt des Produktmanagements ist die **Vermeidung von Thrombosen.** Patienten mit zentralen Venenkathetern oder implantierbaren Kammern sind einem erhöhten Risiko der Bildung von Blutgerinnseln im Bereich des Geräts ausgesetzt, was zu ernsthaften Komplikationen wie einer Lungenembolie führen kann. Der Pfleger sollte auf Schmerzen, Rötung oder Schwellung des Arms oder der Brust auf der Seite, auf der der Katheter platziert ist, achten, da dies auf eine Thrombose hinweisen könnte. Zusätzlich zu dieser klinischen Überwachung ist er häufig an der regelmäßigen Mobilisierung der Patienten beteiligt, da eine längere Unbeweglichkeit die Bildung von Gerinnseln begünstigen kann. Durch die Mobilisierung wird die Blutzirkulation angeregt, wodurch dieses Risiko verringert wird.

Die **Beziehung zum Patienten** im Umgang mit diesen Geräten ist ebenfalls von entscheidender Bedeutung. Der Pfleger muss den Patienten über die Wichtigkeit der Pflege dieser Geräte informieren und aufklären, insbesondere indem er den Katheter oder die Einstichstelle nicht ohne Händedesinfektion berührt und alle Anzeichen von Unwohlsein oder Infektionen meldet. Diese Aufklärung ist besonders wichtig, wenn der Patient mit einem Katheter oder einer implantierbaren Kammer nach Hause entlassen wird, da er dann einen Teil der Pflege oder Überwachung selbst übernehmen muss. Der Pfleger spielt hier die Rolle eines Pädagogen, der dem Patienten erklärt, wie er sein Gerät pflegen muss, welche Vorsichtsmaßnahmen zu beachten sind und welche Anzeichen ihn dazu veranlassen, schnellstmöglich einen Arzt aufzusuchen.

Schließlich erfordert das **Management von Transfusionen** und Infusionen über diese Geräte besondere Aufmerksamkeit. Hämatologiepatienten benötigen häufig Infusionen von Blutprodukten (Blutplättchen, rote Blutkörperchen), Chemotherapie oder anderen Medikamenten. Der Pfleger muss sicherstellen, dass die Infusionen richtig angeschlossen sind und die Verabreichung überwachen, um ein Auslaufen oder Komplikationen zu vermeiden. Er muss auch regelmäßig überprüfen, dass der Katheter oder der periphere Zugang nicht verstopft ist und dass die Durchflussrate korrekt ist. Eine ständige Wachsamkeit ist erforderlich, um das Risiko von Medikamentenfehlern oder Komplikationen aufgrund einer falschen Infusion zu vermeiden.

Entnahme von Proben und Pflege von Patienten unter Chemotherapie
Vorsichtsmaßnahmen und Begleitung von Patienten, die eine Chemotherapie erhalten.

Die Chemotherapie ist eine der häufigsten und wirksamsten Behandlungen bei der Behandlung von Patienten mit hämatologischen Krebserkrankungen wie Leukämie, Lymphom oder Myelom. Aufgrund ihrer Wirkungsweise, die nicht nur auf Krebszellen, sondern auch auf gesunde, sich schnell teilende Zellen abzielt, ist die Chemotherapie jedoch mit zahlreichen Nebenwirkungen verbunden. Aus diesem Grund ist die Begleitung von Chemotherapiepatienten und das Ergreifen spezifischer Vorsichtsmaßnahmen von entscheidender Bedeutung, um die Risiken zu minimieren und die Lebensqualität der Patienten während dieser anstrengenden Zeit zu verbessern. Der Pfleger spielt dabei eine zentrale Rolle, indem er die Nebenwirkungen genau überwacht, moralische Unterstützung leistet und aktiv zur Vermeidung von Komplikationen beiträgt.

Eine der ersten Vorsichtsmaßnahmen ist der Umgang mit dem **Infektionsrisiko**, da die Chemotherapie das Immunsystem stark schwächt, indem sie die Produktion von weißen Blutkörperchen reduziert, wodurch die Patienten anfällig für Infektionen werden. Der Pfleger muss für eine strikt aseptische Umgebung um den Patienten herum sorgen. Dazu gehört die strikte Einhaltung der Hygieneprotokolle, einschließlich des häufigen Händewaschens, der Desinfektion von Oberflächen und der Verwendung von Handschuhen und Masken bei der Pflege. Die Überwachung von Anzeichen einer Infektion, wie Fieber, Schüttelfrost oder das Auftreten von Rötungen oder Schmerzen um medizinische Geräte (wie Katheter), gehört ebenfalls zu den täglichen Aufgaben der Pflegekraft. Jedes Anzeichen einer Infektion muss sofort gemeldet werden, da selbst eine kleine Infektion bei einem Patienten, der eine Chemotherapie erhält, schnell zu einer ernsthaften Erkrankung werden kann.

Neben dem Infektionsrisiko sind **Übelkeit und Erbrechen** sehr häufige Nebenwirkungen der Chemotherapie. Obwohl diese Symptome teilweise durch antiemetische Medikamente kontrolliert werden können, können sie zu Dehydrierung und allgemeiner Schwächung des Patienten führen. Der Pfleger sollte sicherstellen, dass der Patient ausreichend hydriert ist und eine leichte, aufgeteilte Ernährung fördern, um eine Verschlimmerung der Übelkeit zu vermeiden. Er kann auch nicht-medikamentöse Techniken vorschlagen, die dem Patienten helfen, mit den Symptomen besser umzugehen, wie z.B. Entspannung oder kalte Kompressen. Die Überwachung der Flüssigkeitszufuhr ist von entscheidender Bedeutung, da es aufgrund des wiederholten Erbrechens schnell zu einer schweren Dehydrierung kommen kann, die eine intravenöse Rehydrierung erforderlich macht.

Die **Überwachung der Vitalwerte** ist auch bei Patienten, die eine Chemotherapie erhalten, von entscheidender Bedeutung. Die Chemotherapie kann die Herzfunktion beeinträchtigen und zu Veränderungen des Blutdrucks, des Herzrhythmus oder zu Atembeschwerden führen. Der Pfleger muss in Zusammenarbeit mit dem Krankenpflegeteam die Vitalfunktionen regelmäßig überwachen, um Anomalien zu erkennen und entsprechend zu handeln. Durch eine sorgfältige Überwachung können schwerwiegende Komplikationen, wie die Kardiotoxizität bestimmter Chemotherapeutika, verhindert oder frühzeitig erkannt werden.

Die **Schmerzbehandlung** ist eine der größten Herausforderungen für Patienten, die sich einer Chemotherapie unterziehen, da diese Behandlung zu diffusen Schmerzen, neuropathischen Schmerzen oder Knochenschmerzen führen kann, abhängig von den verwendeten Substanzen und der Reaktion des Körpers. Der Pfleger spielt eine Schlüsselrolle bei der täglichen Schmerzbeurteilung, indem er den Patienten nach seinen Gefühlen fragt und auf nonverbale Anzeichen von Leiden achtet. Er kann auch durch nicht-medikamentöse Techniken Linderung verschaffen, wie z.B. durch leichte Massagen, Positionswechsel oder das Auflegen von Komfortkissen, um Druckstellen zu reduzieren. Er überwacht die korrekte Verabreichung der verschriebenen Schmerzmittel und deren Wirksamkeit und meldet Unwirksamkeit oder eine Verschlechterung der Schmerzen umgehend an das Pflegeteam.

Ein weiterer wichtiger Aspekt bei der Betreuung von Chemotherapiepatienten ist die Behandlung von **Mundproblemen** wie Mukositis, einer Entzündung der Mundschleimhaut, die bei diesen Patienten sehr häufig auftritt. Mukositis kann das Essen schmerzhaft machen, die Flüssigkeitsaufnahme erschweren und Infektionen begünstigen. Der Pfleger sollte darauf achten, dass der Patient eine gute Mundhygiene betreibt, indem er ihm milde antiseptische Mundspülungen anbietet und dafür sorgt, dass der Mund gut befeuchtet ist. Es ist auch wichtig, die Ernährung anzupassen, um reizende oder säurehaltige Nahrungsmittel zu vermeiden, die den Zustand verschlimmern könnten.

Neben der körperlichen Pflege ist die **psychologische und emotionale** Betreuung von Patienten, die sich einer Chemotherapie unterziehen, von entscheidender Bedeutung.

Diese Behandlung ist nicht nur körperlich anstrengend, sondern auch psychologisch schwer zu ertragen. Die Patienten können unter starker Müdigkeit, Angstzuständen, Veränderungen des Körperbildes (z.B. durch Haarausfall) und emotionaler Belastung durch die Ungewissheit der Behandlung leiden. Der Pfleger kann durch seinen regelmäßigen Kontakt mit dem Patienten eine wertvolle moralische Unterstützung bieten, indem er zuhört, den Patienten ermutigt, seine Ängste und Zweifel zu äußern, und in schwierigen Momenten Trost spendet. Dieses Vertrauensverhältnis trägt dazu bei, die von den Patienten empfundene Isolation zu mildern und hilft ihnen, die psychologischen Herausforderungen der Behandlung zu bewältigen.

Darüber hinaus ist es wichtig, dass der Pfleger an **der Aufklärung des Patienten** über seine Behandlung und die zu beachtenden Vorsichtsmaßnahmen teilnimmt. Dies kann Ratschläge zum Umgang mit Nebenwirkungen, Vorsichtsmaßnahmen zur Vermeidung von Infektionen zu Hause und zur Anpassung der täglichen Aktivitäten an das Energieniveau des Patienten beinhalten. Eine gute Aufklärung ermöglicht es dem Patienten, besser zu verstehen, was er durchmacht und aktiv an seiner Behandlung teilzunehmen, was die Angst verringern und das Gefühl der Kontrolle über die Krankheit stärken kann.

Schließlich erfordert die Betreuung von Patienten, die eine Chemotherapie erhalten, einen **multidisziplinären** Ansatz, bei dem der Pfleger eng mit Krankenschwestern, Ärzten, Psychologen, Ernährungsberatern und anderen Gesundheitsfachkräften zusammenarbeitet. Diese Koordination stellt sicher, dass jeder Aspekt des Wohlbefindens des Patienten berücksichtigt wird, sei es die Behandlung körperlicher Symptome, die emotionale Unterstützung oder die Ernährungsbedürfnisse.

Pflege nach einer Knochenmarktransplantation
Die spezifische Pflege von Patienten nach einer Transplantation, einschließlich der Behandlung von Nebenwirkungen.

Die Pflege von Patienten nach einer Knochenmarktransplantation, auch hämatopoetische Stammzelltransplantation genannt, ist besonders komplex und erfordert aufgrund der vielen medizinischen und physiologischen Herausforderungen, denen sich diese Patienten gegenübersehen, eine sorgfältige Aufmerksamkeit. Nach einer Transplantation befinden sich die Patienten häufig in einem Zustand großer Verletzlichkeit, sowohl in Bezug auf das Immunsystem als auch auf die körperliche Verfassung, und der Umgang mit Nebenwirkungen wird zu einer entscheidenden Herausforderung. Der Pfleger spielt eine zentrale Rolle in diesem umfassenden Management, indem er eine enge und persönliche Betreuung sicherstellt, um Komplikationen vorzubeugen, den Patienten bei seiner Genesung zu unterstützen und seine Lebensqualität zu verbessern.

Einer der wichtigsten Aspekte der Pflege nach einer **Transplantation** ist die **strenge Überwachung der Immunsuppression**. Nach einer Transplantation ist das Immunsystem des Patienten aufgrund der intensiven Behandlung (Chemotherapie oder Bestrahlung) vor der Transplantation und der Tatsache, dass die neuen transplantierten Zellen Zeit brauchen, um sich zu rekonstituieren und ihre Immunfunktion wieder aufzunehmen, erheblich geschwächt. Während dieser Zeit ist das Infektionsrisiko extrem hoch. Die Patienten werden häufig in Schutzisolation gebracht, um ihre Exposition gegenüber Krankheitserregern zu begrenzen. Der Pfleger muss in diesem Zusammenhang sicherstellen, dass alle aseptischen Maßnahmen strikt eingehalten werden: Tragen von Handschuhen, Masken, Desinfektion von Oberflächen und häufiges Händewaschen. Er muss auch kontrollieren, dass das gesamte Pflegepersonal und die Besucher diese Protokolle zum Schutz des Patienten einhalten.

Zusätzlich zu diesen Isolationsvorkehrungen muss der Pfleger engmaschig auf **Anzeichen einer Infektion** achten, da selbst eine geringfügige Infektion bei einem immungeschwächten Patienten schnell eskalieren kann. Die regelmäßige Messung der Temperatur, die Beobachtung der Einstichstellen von Kathetern oder venösen Zugängen und die Beurteilung klinischer Anzeichen wie Fieber, Schüttelfrost, Husten oder lokale Schmerzen sind Teil der täglichen Pflege. Jedes verdächtige Anzeichen einer Infektion muss sofort dem medizinischen Team gemeldet werden, damit schnell gehandelt werden kann, da eine unbehandelte Infektion zu ernsthaften Komplikationen wie Sepsis führen kann.

Neben den Infektionsrisiken ist eine weitere wichtige Nebenwirkung der Transplantation das **Graft-versus-Host-Syndrom** (GVH), eine häufige und gefürchtete Komplikation. GVH tritt auf, wenn die Immunzellen des Spenders (des Transplantats) die Zellen des Empfängers (des Wirts), die als fremd angesehen werden, angreifen. Das Syndrom kann akut oder chronisch auftreten und verschiedene Organe wie die Haut, die Leber und den Verdauungstrakt betreffen. Der Pfleger spielt eine wichtige Rolle bei der Früherkennung der Anzeichen von GVH, indem er täglich die Haut (auf Rötungen, Hautausschläge oder Juckreiz), den Stuhl (auf schwere Diarrhöen) und den Allgemeinzustand des Patienten (Appetitlosigkeit, Bauchschmerzen, Gelbfärbung der Haut) überwacht. Er ist auch dafür verantwortlich, dass die zur Vorbeugung oder Linderung von GVH verschriebenen Behandlungen, wie z.B. Immunsuppressiva, korrekt verabreicht werden.

Gastrointestinale Nebenwirkungen sind nach einer Transplantation ebenfalls häufig, insbesondere bei Patienten mit GVH. Durchfall, Übelkeit, Erbrechen und Bauchschmerzen sind häufige Symptome und können einen erheblichen Einfluss auf die Lebensqualität des Patienten und seinen Ernährungszustand haben. Der Pfleger muss sicherstellen, dass der Patient ausreichend hydriert bleibt und den Flüssigkeitshaushalt überwachen, da ein hoher Flüssigkeitsverlust aufgrund von Durchfall oder Erbrechen schnell zu einer Dehydrierung führen kann. Er kann dem Patienten auch helfen, seine Ernährung an seine Verdauungstoleranz anzupassen, indem er leichte und leicht verdauliche Mahlzeiten anbietet und gleichzeitig die Nährstoffzufuhr überwacht, um einer Unterernährung vorzubeugen.

Die **Überwachung der Leberfunktion** und die Beobachtung von Anzeichen einer Leberschädigung sind ebenfalls von entscheidender Bedeutung, da die Leber ein Ziel von GVH sein kann. Der Pfleger sollte auf Symptome wie Gelbsucht (Gelbfärbung der Haut und der Augen), Juckreiz, übermäßige Müdigkeit und Veränderungen der Farbe des Stuhls oder des Urins achten. Diese Anzeichen müssen unverzüglich gemeldet werden, um eine schnelle Behandlung zu ermöglichen, da eine unbehandelte Leberschädigung sehr ernst werden kann.

Hämatologische Komplikationen im Zusammenhang mit der Transplantation, wie Anämie, Thrombozytopenie (Verminderung der Blutplättchen) oder Neutropenie (Verminderung der weißen Blutkörperchen), sind ebenfalls häufig. Der Pfleger muss bei Patienten mit Thrombozytopenie besonders auf Anzeichen von Blutungen achten, wie z.B. Nasenbluten, Blutergüsse oder Zahnfleischbluten. Ebenso ist die Beobachtung von Anzeichen einer Anämie wie Blässe, starke Müdigkeit oder Schwindel wichtig, um die Pflege anzupassen und mögliche Bluttransfusionen oder andere medizinische Eingriffe zu antizipieren.

Neben der physischen Pflege ist die **psychologische und emotionale** Betreuung der Patienten nach der Transplantation von entscheidender Bedeutung. Nach einer Transplantation können die Patienten aufgrund der langen Isolation, der Ungewissheit über den Erfolg der Transplantation oder der vielfältigen Nebenwirkungen, mit denen sie konfrontiert sind, eine große emotionale und moralische Erschöpfung erfahren. Durch seine Nähe zum Patienten kann der Pfleger dem Patienten aufmerksam und einfühlsam zuhören und ihm die Möglichkeit geben, seine Ängste, Zweifel und Befürchtungen zu äußern. Diese Begleitung ist umso wichtiger, als der Genesungsprozess nach einer Transplantation oft langwierig und von schwierigen Momenten geprägt ist. Der Pfleger kann dem Patienten auch helfen, die Verbindung zu seinen Angehörigen aufrechtzuerhalten, indem er die Kommunikation erleichtert oder Besuche unter Einhaltung der Isolationsprotokolle ermöglicht.

Schließlich ist es wichtig, daran zu erinnern, dass die Pflege nach einer Transplantation Teil eines **multidisziplinären Ansatzes** ist. Der Pfleger arbeitet eng mit Krankenpflegern, Ärzten, Psychologen, Ernährungsberatern und Physiotherapeuten zusammen, um eine umfassende Pflege zu gewährleisten, die auf die spezifischen Bedürfnisse jedes Patienten zugeschnitten ist. Jedes Mitglied des Pflegeteams bringt sein Fachwissen ein, um sicherzustellen, dass die Pflege koordiniert und umfassend ist und den Anforderungen einer komplexen medizinischen Situation gerecht wird.

Kapitel 4

Die Behandlung von Komplikationen in der Hämatologie

Infektionen: erhöhte Wachsamkeit bei immunsupprimierten Patienten

Erkennung von Anzeichen einer Infektion, Verwaltung der zusätzlichen Vorsichtsmaßnahmen.

Die Erkennung von Anzeichen einer Infektion bei hämatologischen Patienten ist eine absolute Priorität, da diese Patienten, die oft aufgrund ihrer Krankheit oder Behandlungen wie Chemotherapie oder Knochenmarktransplantation immunsupprimiert sind, besonders anfällig für Infektionen sind. Eine Infektion, selbst wenn sie bei einem gesunden Menschen harmlos ist, kann bei diesen Patienten schnell schwerwiegend oder sogar tödlich werden. Daher ist die Fähigkeit, Anzeichen einer Infektion frühzeitig zu erkennen und zusätzliche Vorsichtsmaßnahmen zu ergreifen, um die Verbreitung von Keimen zu verhindern, eine wesentliche Aufgabe der Pflegekraft.

Die Identifizierung von **Anzeichen einer Infektion** beruht zunächst auf einer strengen täglichen klinischen Überwachung. Einer der ersten Indikatoren für eine Infektion ist häufig **Fieber**, auch wenn es nur leicht ist. Bei einem Patienten mit Knochenmarksaplasie oder Intensivbehandlung ist eine Körpertemperatur von über 38°C bereits besorgniserregend und sollte sofort gemeldet werden, da sie auf den Beginn einer Infektion hinweisen kann. Es ist wichtig zu beachten, dass bei einigen schwer immungeschwächten Patienten die Infektion möglicherweise nicht mit einem offensichtlichen Fieber einhergeht.

Neben der Temperatur sollte der Pfleger auch auf andere Anzeichen einer **generalisierten** Infektion achten, wie z.B. **Schüttelfrost**, **übermäßiges Schwitzen**, **beschleunigter Herzschlag** (Tachykardie) oder **unerklärliche Müdigkeit**. Diese Erscheinungen sind zwar manchmal diskret, können aber frühe Hinweise auf eine sich entwickelnde systemische Infektion sein. Ebenso können spezifische Symptome wie **anhaltender Husten** oder Kurzatmigkeit auf eine Infektion der Atemwege hindeuten, während Bauchschmerzen, Durchfall oder Erbrechen auf eine gastrointestinale Infektion hindeuten können.

Es ist auch wichtig, die **Einstichstellen von medizinischen Geräten** wie Kathetern oder implantierbaren Kammern zu überwachen, da diese eine beliebte Eintrittspforte für Infektionen darstellen. Eine Rötung, Schwellung, lokale Wärme oder eitriger Ausfluss an der Einstichstelle sind Warnzeichen, die sofort gemeldet werden müssen, da sie auf eine lokale Infektion hinweisen können, die sich schnell in den Blutkreislauf ausbreiten kann.

Wenn eines dieser Anzeichen festgestellt wird, muss der Pfleger schnell das medizinische Team informieren, um eine schnelle Intervention zu ermöglichen. Infektionen können sich bei immungeschwächten Patienten sehr schnell entwickeln, und eine verspätete Behandlung kann zu ernsthaften Komplikationen wie Sepsis führen. Es ist daher unbedingt erforderlich, dass jeder Verdacht auf eine Infektion ernst genommen und unverzüglich behandelt wird.

Neben der Identifizierung von Infektionen spielt der Pfleger eine entscheidende Rolle bei der **Verwaltung der zusätzlichen Vorsichtsmaßnahmen**, d.h. der spezifischen Maßnahmen, die er ergreift, um die Ausbreitung von Infektionen sowohl innerhalb der Abteilung als auch bei anderen Patienten zu begrenzen. Diese Vorsichtsmaßnahmen variieren je nach Art der vermuteten oder bestätigten Infektion, umfassen jedoch in der Regel mehrere Schutzniveaus.

Die **Standardvorkehrungen** bestehen aus der systematischen Anwendung von verstärkten Hygienemaßnahmen bei jedem Kontakt mit dem Patienten oder seiner Umgebung. Dazu gehört das Waschen der Hände mit hydroalkoholischen Lösungen vor und nach jeder Interaktion mit dem Patienten sowie die Verwendung von Handschuhen, Masken und Kitteln, wenn dies erforderlich ist. In einigen Fällen müssen strengere Vorsichtsmaßnahmen, die sogenannten **Isolationsmaßnahmen**, angewendet werden, um die Übertragung bestimmter Keime durch Luft, Tröpfchen oder direkten Kontakt zu verhindern. Dies kann die vollständige Isolierung des Patienten in einem speziellen Raum mit Luftfiltersystem beinhalten, zu dem der Zugang beschränkt und streng überwacht wird.

Der Pfleger stellt sicher, dass alle Mitglieder des Pflegeteams sowie Besucher diese strengen Isolations- und Desinfektionsprotokolle einhalten. Dazu gehört das Tragen spezieller Kleidung, die Beschränkung des Aufenthalts im Patientenzimmer und die regelmäßige Reinigung und Desinfektion der Oberflächen, die der Patient berührt. Diese Maßnahmen sind besonders wichtig, um die Ausbreitung von nosokomialen Infektionen zu verhindern, die eine große Gefahr für Hämatologiepatienten darstellen.

Ein weiterer Schlüsselaspekt der zusätzlichen Vorsichtsmaßnahmen ist der Umgang mit **medizinischen Abfällen und verschmutzter Wäsche**, die sorgfältig gehandhabt werden müssen, um eine Kreuzkontamination zu vermeiden. Der Pfleger stellt sicher, dass diese Abfälle gemäß den geltenden Protokollen entsorgt werden, indem er Einwegbeutel verwendet und dafür sorgt, dass potenziell kontaminiertes Material nicht mit anderen Oberflächen in Berührung kommt.

In manchen Fällen benötigen Patienten mit einer Infektion eine besondere Überwachung und Pflege in Bezug auf **Ernährung** und **Flüssigkeitszufuhr**, da die Infektion einen bereits geschwächten Körper weiter schwächen kann. Der Pfleger ist dann dafür verantwortlich, dass der Patient richtig isst und ausreichend Flüssigkeit zu sich nimmt, um eine Dehydrierung zu vermeiden.

Ein oft vernachlässigter, aber wesentlicher Aspekt bei der Handhabung der zusätzlichen Vorsichtsmaßnahmen ist schließlich die **Aufklärung des Patienten und seiner Angehörigen**. Der Pfleger spielt eine wichtige pädagogische Rolle bei der Erläuterung der Maßnahmen, die zur Minimierung des

Infektionsrisikos zu befolgen sind, insbesondere bei Patienten, die nach einem Krankenhausaufenthalt nach Hause entlassen werden müssen. Er informiert den Patienten und seine Familie über die richtigen Maßnahmen (wie regelmäßiges Händewaschen, das Tragen eines Mundschutzes, das Meiden öffentlicher Plätze) und über die Vorsichtsmaßnahmen, die sie in ihrer täglichen Umgebung ergreifen sollten, um eine Ansteckung zu vermeiden. Dies erhöht nicht nur die Sicherheit des Patienten im Krankenhaus, sondern hilft auch, die Wachsamkeit nach der Rückkehr nach Hause zu verlängern.

Blutungen und andere hämatologische Notfälle
Erkennung der Anzeichen von inneren und äußeren Blutungen, schnelle Behandlung.

Die Erkennung von Anzeichen einer inneren oder äußeren Blutung bei hämatologischen Patienten ist eine entscheidende Aufgabe, die ständige Wachsamkeit erfordert. Patienten mit hämatologischen Erkrankungen, insbesondere solche, die sich einer Chemotherapie oder einer Knochenmarktransplantation unterziehen, sind aufgrund von Thrombozytopenie (niedrige Blutplättchenzahl) oder Gerinnungsstörungen häufig einem hohen Blutungsrisiko ausgesetzt. Bei diesen Patienten kann es zu inneren oder äußeren Blutungen kommen, die zunächst schwer zu erkennen sind, deren schnelle Behandlung jedoch entscheidend ist, um schwere oder sogar tödliche Komplikationen zu vermeiden.

Die **Erkennung der Anzeichen einer äußeren Blutung** ist offensichtlicher, erfordert aber dennoch eine sorgfältige Beobachtung. Externe Blutungen äußern sich durch sichtbare Blutungen wie Epistaxis (Nasenbluten), Gingivoragie (Zahnfleischbluten) oder länger andauernde Blutungen nach einer Verletzung oder Injektion. Diese Symptome müssen sehr ernst genommen werden, auch wenn sie geringfügig erscheinen, da ein Patient mit Thrombozytopenie aus kleinen Verletzungen oder leicht gereizten Bereichen stark bluten kann. Der Pfleger muss bei der täglichen Hygiene oder Mundpflege besonders auf diese Anzeichen achten, indem er das Zahnfleisch beobachtet und Vorsichtsmaßnahmen ergreift, um Blutungen beim Zähneputzen oder bei der Handhabung der Zähne zu vermeiden.

Andere äußere Anzeichen, wie das Auftreten von Blutergüssen (spontanen Hämatomen) auf der Haut ohne offensichtliches Trauma, sind ebenfalls Indikatoren für subkutane Blutungen. Diese oftmals diffusen und multiplen Blutergüsse zeigen an, dass der Körper unter die Haut blutet, und ihr Auftreten sollte den Pfleger sofort alarmieren. Die Haut ist eine wertvolle Barriere und diese Blutergüsse sind ein Zeichen für eine erhebliche Gefäßschwäche, die durch den Rückgang der Blutplättchen verursacht wird, was erhöhte Aufmerksamkeit erfordert.

Die subtileren **Anzeichen einer inneren Blutung** sind oft schwerer zu erkennen, da sie nicht unbedingt mit unmittelbaren äußeren **Anzeichen** einhergehen. Es gibt jedoch eine Reihe von klinischen Indikatoren, die auf eine innere Blutung hinweisen können. Zu den Symptomen können plötzliche Blässe, kalter Schweiß, Schwächegefühl oder Schwindel und Tachykardie (beschleunigter Herzschlag) gehören, da der Körper versucht, den Blutverlust durch eine Erhöhung der Herzleistung auszugleichen. Der Patient kann auch Bauch- oder Brustschmerzen, starke Kopfschmerzen oder einen plötzlichen Abfall des Blutdrucks verspüren, was ein Zeichen dafür ist, dass sich Blut in einem inneren Hohlraum ansammelt.

Spezifischere Anzeichen hängen von der Stelle ab, an der die innere Blutung auftritt. Zum Beispiel kann ein Patient mit einer gastrointestinalen Blutung einen schwarzen, teerartigen Stuhlgang (Melena) haben oder Blut erbrechen (Hämatemesis). Eine Hirnblutung kann sich durch Bewusstseinsstörungen, plötzliche und starke Kopfschmerzen oder neurologische Störungen wie Muskelschwäche oder Sehstörungen äußern. In all diesen Fällen ist eine schnelle Behandlung wichtig, um irreversible oder tödliche Schäden zu verhindern.

Wenn eine Blutung vermutet wird, beruht **die sofortige Behandlung** auf mehreren koordinierten Maßnahmen. Der Pfleger spielt eine Schlüsselrolle bei der Erkennung von Warnzeichen und der schnellen Alarmierung des medizinischen Teams. Eine effektive Kommunikation ist entscheidend, um eine schnelle und koordinierte Reaktion auf eine potenziell kritische Situation zu gewährleisten.

Bei einer **äußeren Blutung** ist der erste Schritt der Versuch, die Blutung zu kontrollieren. Dies kann die Anwendung eines direkten Drucks auf die blutende Stelle mit einer sterilen Kompresse oder einem sauberen Tuch beinhalten. Wenn die Blutung stark ist, ist es wichtig, den Druck aufrechtzuerhalten, bis das medizinische Team eingreift. Bei einer Blutung aus der Nase ist es ratsam, den Kopf des Patienten leicht nach vorne zu neigen und die Nase zuzuhalten, um die Blutung zu stoppen. Wenn die Blutung mit einem medizinischen Gerät wie einem Katheter zusammenhängt, muss die Stelle sorgfältig auf ein größeres Leck untersucht und das Pflegepersonal sofort informiert werden.

Bei **inneren Blutungen** erfordert die Behandlung eine schnelle medizinische Beurteilung und häufig bildgebende Verfahren oder biologische Tests, um die Blutung zu lokalisieren und ihren Schweregrad zu beurteilen. Bevor jedoch medizinische Hilfe eintrifft, kann der Pfleger helfen, den Patienten zu stabilisieren, indem er dafür sorgt, dass er liegen bleibt, die Vitalfunktionen (Herzfrequenz, Blutdruck) überwacht und psychologische Unterstützung anbietet, um die Angst zu verringern, die die Situation verschlimmern kann.

Eine der häufigsten Notfallbehandlungen für Blutungen bei hämatologischen Patienten ist die **Transfusion von Blutplättchen**. Wenn die Blutung auf eine schwere Thrombozytopenie zurückzuführen ist, kann die Transfusion von Blutplättchen die Gerinnungsfähigkeit des Blutes wiederherstellen und die Blutung stoppen. Der Pfleger spielt eine wichtige Rolle bei der Vorbereitung des Patienten auf die Transfusion, indem er die Vitalparameter vor, während und nach dem Verfahren überwacht und sicherstellt, dass alles unter optimalen Sicherheitsbedingungen abläuft.

Zusätzlich zur Transfusion können hämostatische Medikamente verabreicht werden, um die Blutgerinnung zu fördern. Der Pfleger stellt sicher, dass diese Behandlungen wie vorgeschrieben verabreicht werden und achtet sorgfältig auf mögliche Nebenwirkungen.

Schließlich spielt der Pfleger nach der Blutung eine Rolle bei der Nachsorge und **der Vermeidung von Rückfällen**. Dies beinhaltet eine erhöhte Wachsamkeit in Bezug auf Punktionsstellen, medizinische Geräte oder Anzeichen einer Infektion, die die Blutgefäße weiter schwächen könnten. Es ist auch wichtig, unnötige invasive Maßnahmen wie intramuskuläre Injektionen oder wiederholte Probenentnahmen bei Patienten mit hohem Blutungsrisiko zu begrenzen.

Nebenwirkungen von Behandlungen: besondere Überwachung

Chemotherapie, Strahlentherapie, Immuntherapie: Umgang mit Übelkeit, Mukositis, extremer Müdigkeit.

Die Betreuung von Patienten, die sich einer Chemotherapie, Strahlentherapie oder Immuntherapie unterziehen, erfordert aufgrund der schweren Nebenwirkungen, die diese Behandlungen mit sich bringen, besondere Aufmerksamkeit. Unter diesen Nebenwirkungen gehören Übelkeit, Mukositis und extreme Müdigkeit zu den häufigsten und belastendsten. Sie können einen erheblichen Einfluss auf die Lebensqualität der Patienten haben, sowohl physisch als auch emotional, und erfordern eine angemessene, kontinuierliche und koordinierte Behandlung. Der

Pfleger spielt bei diesem Management eine wesentliche Rolle, indem er die Anzeichen dieser Nebenwirkungen aufmerksam beobachtet, die Pflege unterstützt und dem Patienten ein wohlwollender Gesprächspartner ist.

Übelkeit und Erbrechen, die häufig im Zusammenhang mit Chemotherapie, aber auch mit Strahlentherapie und in einigen Fällen mit Immuntherapie auftreten, sind besonders beeinträchtigende Nebenwirkungen. Sie werden in der Regel durch die Reizung der Magenzellen und der Nervenzentren, die für den Brechreflex verantwortlich sind, verursacht. Die Behandlung der Übelkeit beginnt mit der Vorbeugung und der Verabreichung von Antiemetika, die vom medizinischen Team zur Kontrolle der Symptome verschrieben werden. Diese Medikamente sind jedoch nicht immer vollständig wirksam, und hier kommt der Pfleger ins Spiel, um den Patienten im Alltag zu entlasten.

Zunächst muss der Pfleger darauf achten, dass der Patient seine antiemetischen Medikamente vor der Chemotherapie oder Strahlentherapie wie vorgeschrieben einnimmt. Anschließend ist es wichtig, die Ernährung des Patienten anzupassen. Leichte, aufgeteilte Mahlzeiten bei Zimmertemperatur können helfen, die Übelkeit zu reduzieren. Fettige, scharfe oder ballaststoffreiche Speisen sollten vermieden werden, da sie das Gefühl der Übelkeit verstärken können. Außerdem ist es ratsam, den Patienten zu einer ausreichenden Flüssigkeitszufuhr zu ermutigen, indem er den ganzen Tag über kleine Schlucke Wasser oder kohlensäurefreie Getränke zu sich nimmt, da eine Dehydrierung das Erbrechen verschlimmern kann. Der Pfleger kann auch nicht-medikamentöse Methoden vorschlagen, wie die Verwendung von Ingwer in Form von Tee oder Bonbons, der für seine natürlichen antiemetischen Eigenschaften bekannt ist.

Neben Übelkeit ist **Mukositis**, eine Entzündung der Schleimhäute im Mund und im Verdauungstrakt, eine weitere häufige Nebenwirkung, insbesondere bei Patienten, die sich einer Chemo- oder Strahlentherapie unterziehen, die auf den Kopf, den Hals oder den Verdauungstrakt abzielt. Mukositis äußert sich durch starke Schmerzen, Ulzerationen und Schwierigkeiten beim Essen, Trinken und Sprechen, was zu Unterernährung und großem Leid für den Patienten führen kann.

Das Management der Mukositis beruht auf einer sorgfältigen Mundhygiene und der Vermeidung von Sekundärinfektionen. Der Pfleger sorgt dafür, dass der Patient regelmäßig antiseptische Mundspülungen durchführt und dabei milde, nicht reizende Lösungen verwendet, um den Mund zu reinigen, ohne die Läsionen zu verschlimmern. Weiche Zahnbürsten sollten bevorzugt werden, um Irritationen des Zahnfleisches oder der empfindlichen Schleimhäute zu vermeiden, und es wird empfohlen, die Verwendung von alkoholhaltigen Produkten zu vermeiden, da diese den Mund austrocknen und die Schmerzen verstärken können.

Die Ernährung spielt ebenfalls eine wichtige Rolle bei der Behandlung von Mukositis. Der Patient sollte ermutigt werden, weiche, leicht zu schluckende Nahrungsmittel zu sich zu nehmen und scharfe, saure oder zu heiße Speisen zu vermeiden, da diese den Mund zusätzlich reizen können. In einigen Fällen kann die Verabreichung von flüssigen Nahrungsergänzungsmitteln notwendig sein, um eine ausreichende Kalorienzufuhr zu gewährleisten, wenn die feste Nahrung zu schmerzhaft wird.

Die **Schmerzlinderung** bei Mukositis ist eine Priorität, und der Pfleger sollte auf die Beschwerden des Patienten über Schmerzen im Mund achten. Bei starken Schmerzen können topische Schmerzmittel oder lokal betäubende Lösungen vor den Mahlzeiten angeboten werden, um dem Patienten zu ermöglichen, mit weniger Beschwerden zu essen. Die Zusammenarbeit mit dem Pflege- und Ärzteteam ist von entscheidender Bedeutung, um die Schmerzbehandlung an die Bedürfnisse des Patienten anzupassen.

Extreme Müdigkeit oder Asthenie ist eine weitere wichtige Nebenwirkung der onkologischen Behandlung. Sie wird von den Patienten oft als tiefe, überwältigende Müdigkeit beschrieben, die auch durch Ruhe nicht verschwindet. Diese Müdigkeit kann durch die von der Chemotherapie verursachte Anämie, die Schädigung des gesunden Gewebes bei der Strahlentherapie oder durch die übermäßige Aktivierung des Immunsystems bei der Immuntherapie verursacht werden.

Bei der Bewältigung dieser Müdigkeit spielt der Pfleger eine Schlüsselrolle, indem er den Patienten ermutigt, seine Aktivitäten und Ruhephasen in ein Gleichgewicht zu bringen. Oft ist es notwendig, die täglichen Gewohnheiten des Patienten anzupassen, um zu verhindern, dass er sich erschöpft, wenn er versucht, sein gewohntes Aktivitätsniveau aufrechtzuerhalten. Ein angepasster Rhythmus, bei dem sich leichte Aktivitäten und Ruhezeiten abwechseln, kann helfen, Erschöpfung besser zu bewältigen. Die Patienten sollten ermutigt werden, auf ihren Körper zu hören und sich nicht zu überanstrengen, wenn sie sich übermüdet fühlen.

Ernährung und Flüssigkeitszufuhr sind ebenfalls wichtig für die Bewältigung von Müdigkeit. Der Pfleger kann dafür sorgen, dass der Patient ausgewogene, nährstoffreiche Mahlzeiten erhält, um den Körper während der Behandlung zu unterstützen. Außerdem ist eine gute Hydratation von entscheidender Bedeutung, da Dehydrierung die Müdigkeit verstärken kann.

Psychologische Unterstützung ist ein ebenso wichtiger Aspekt bei der Behandlung von Müdigkeit. Extreme Müdigkeit kann starke emotionale Auswirkungen haben, die manche Patienten in ein Gefühl der Hilflosigkeit oder Depression stürzen. Der Pfleger kann dem Patienten durch aufmerksames Zuhören und Unterstützung helfen, diese Gefühle auszudrücken, sie zu normalisieren und ihm zu versichern, dass die Müdigkeit Teil des Heilungsprozesses ist. Diese moralische Unterstützung ist oft genauso wichtig wie körperliche Maßnahmen, da sie dazu beiträgt, das psychische Wohlbefinden des Patienten selbst in den schwierigsten Momenten zu erhalten.

Schließlich ist es wichtig, dass der Pfleger **eng mit dem multidisziplinären Team**, einschließlich Ärzten,

Krankenpflegern, Ernährungsberatern und Psychologen, zusammenarbeitet, um eine umfassende Pflege zu gewährleisten, die auf die spezifischen Bedürfnisse jedes Patienten zugeschnitten ist. Jede Behandlung, jeder Patient und jede Nebenwirkung erfordert einen individuellen und koordinierten Ansatz, um die bestmögliche Versorgung zu gewährleisten.

Kapitel 5

Hilfe und Kommunikation mit dem Patienten in der Hämatologie

Aktives Zuhören und nonverbale Kommunikation mit geschwächten Patienten

Techniken des Zuhörens und der Kommunikation zur Beruhigung und zum Aufbau einer vertrauensvollen Beziehung.

Die Techniken des Zuhörens und der Kommunikation stehen im Mittelpunkt des Berufs des Krankenpflegehelfers, insbesondere in der Hämatologie, wo die Patienten, die oft mit schweren Krankheiten und langen und anstrengenden Behandlungen konfrontiert sind, unter großer Angst leiden. In diesem Zusammenhang ist die Fähigkeit, den Patienten zu beruhigen und eine vertrauensvolle Beziehung aufzubauen, von entscheidender Bedeutung für sein physisches und psychisches Wohlbefinden. Eine effektive und einfühlsame Kommunikation beschränkt sich nicht auf den Austausch von Informationen, sondern beinhaltet aktives Zuhören, einen respektvollen Dialog und ständige Unterstützung, damit sich der Patient verstanden, unterstützt und sicher fühlt.

Aktives Zuhören ist eine erste wichtige Technik, um eine vertrauensvolle Beziehung aufzubauen. Es geht über das bloße Hören dessen, was der Patient sagt, hinaus. Es bedeutet, sich voll und ganz auf die Worte des Patienten zu konzentrieren, ihm zu zeigen, dass seine Bedenken ernst genommen werden, und angemessen auf seine Bedürfnisse zu reagieren, seien sie verbal oder nonverbal. Dazu kann gehören, einen freundlichen Blickkontakt zu halten, mit dem Kopf zu nicken, um zu zeigen, dass man dem Gespräch folgt, und Ausdrücke zu verwenden, die den Patienten ermutigen, sich weiter zu äußern, wie einfache Sätze wie "Ich verstehe" oder "Können Sie mir mehr sagen?".

Beim aktiven Zuhören ist es auch wichtig, auf die **Körpersprache** des Patienten zu achten. Viele Patienten, insbesondere solche, die müde oder gestresst sind oder Schmerzen haben, können ihre Sorgen oder Schmerzen nicht direkt ausdrücken. Ein Patient, der sich verkrampft, den Blick abwendet oder sich in sich selbst zurückzieht, kann Ängste oder Unwohlsein ausdrücken, ohne sie zu formulieren. Der Pfleger, der

70

auf diese nonverbalen Signale achtet, kann mit sanften, nicht aufdringlichen Fragen wie "Sie scheinen besorgt zu sein, möchten Sie darüber sprechen?" oder "Wie fühlen Sie sich jetzt?" eine Möglichkeit bieten, diese Sorgen zu besprechen.

Die **Reformulierung** ist eine weitere wirkungsvolle Technik zum Aufbau einer Vertrauensbeziehung. Reformulieren bedeutet, dass man die Worte des Patienten aufgreift und sie ihm zurückgibt, um sicherzustellen, dass man verstanden hat, was er sagt. Wenn ein Patient beispielsweise sagt: "Ich bin wirklich erschöpft, ich weiß nicht, ob ich das durchhalte", könnte der Pfleger antworten: "Sie fühlen sich sehr müde und das beunruhigt Sie, nicht wahr?". Diese Technik gibt dem Patienten das Gefühl, gehört und verstanden zu werden, und regt ihn dazu an, seine Gefühle zu vertiefen oder seine Bedürfnisse zu klären. Es zeigt dem Gesprächspartner auch, dass der Pfleger voll und ganz an dem Gespräch beteiligt ist und sich die Sorgen des Patienten zu Herzen nimmt.

Neben dem aktiven Zuhören und der Neuformulierung ist die **nonverbale Kommunikation** ein wirksames Mittel, um einen Patienten zu beruhigen. Einfache Gesten wie eine Hand auf die Schulter zu legen, ein Kissen sanft zurechtzurücken oder ein freundliches Lächeln zu schenken, können sehr tröstlich sein. Diese kleinen Gesten zeigen dem Patienten, dass er nicht nur medizinisch, sondern auch menschlich betreut wird. Sie schaffen ein Klima des Vertrauens und der Gelassenheit und verringern die Angst, die oft mit schweren Behandlungen oder Momenten der Ungewissheit einhergeht.

Eine **klare Kommunikation** ist ebenfalls wichtig, um den Patienten zu beruhigen. In der Hämatologie können Behandlung und Pflege komplex sein und es ist nicht ungewöhnlich, dass Patienten sich von der Informationsflut überwältigt fühlen. Der Pfleger kann eine Vermittlerrolle einnehmen, indem er auf einfache und verständliche Weise erklärt, was passieren wird, worin die bevorstehende Behandlung oder Pflege besteht und warum sie notwendig ist. Die Verwendung einer klaren Sprache, die Vermeidung von medizinischen Fachbegriffen und die Möglichkeit, Fragen zu stellen, reduzieren die Angst und stärken das Gefühl der Kontrolle über die eigene Situation.

Einer der Schlüssel zu einer guten Kommunikation ist es, **der Stille Raum zu geben**. Manchmal brauchen Patienten einfach Zeit, um Informationen zu verarbeiten, ihre Gefühle auszudrücken oder nachzudenken. Der Pfleger muss sich mit diesen Momenten der Stille wohlfühlen, die emotional sehr produktiv sein können. Sie geben dem Patienten die Möglichkeit, sich zu konzentrieren, seine Gedanken zu sammeln und zu spüren, dass man ihm zur Seite steht und bereit ist, ihm zuzuhören, ohne ihn zu überstürzen. Die Stille kann auch als Türöffner für den Patienten dienen, um Sorgen oder Gefühle zu teilen, die er sonst nicht geäußert hätte.

Ein weiterer Aspekt der vertrauensbildenden Kommunikation ist die **Berücksichtigung der Autonomie des Patienten**. Der Patient muss das Gefühl haben, dass er ein Akteur seiner Pflege ist und nicht nur ein Objekt der Behandlung. Dies kann durch offene Fragen wie "Wie möchten Sie, dass wir vorgehen?" oder "Gibt es etwas, das Sie anders machen möchten?" erreicht werden. Die Einbeziehung des Patienten in seine Behandlung, selbst in scheinbar unbedeutende Details, gibt ihm das Gefühl, die Kontrolle über seine Situation zu haben, was in einem medizinischen Umfeld, das oft als kontrolliert und starr wahrgenommen wird, beruhigend ist. Es zeigt dem Patienten auch, dass seine individuellen Vorlieben und Bedürfnisse respektiert und berücksichtigt werden.

Schließlich ist es wichtig, **Geduld und Einfühlungsvermögen** zu **kultivieren**. Jeder Patient reagiert anders auf die Krankheit, die Behandlung und die Krankenhausumgebung. Einige sind sehr ängstlich, andere können reizbar sein oder sich der Kommunikation verschließen. In solchen Situationen muss der Pfleger geduldig, einfühlsam und verständnisvoll bleiben. Empathie ist die Fähigkeit, sich in den Patienten hineinzuversetzen, seine Erfahrungen zu verstehen, ohne ihn zu verurteilen, und seine Haltung an die spezifischen Bedürfnisse jedes Einzelnen anzupassen. Sie zeigt dem Patienten, dass er nicht nur mit seinen körperlichen Beschwerden, sondern auch mit seinen Emotionen und Zweifeln verstanden wird.

Umgang mit der Ankündigung und Begleitung am Lebensende

Die Rolle des Pflegers bei der Betreuung von Palliativpatienten und der Begleitung der Familien.

Die Rolle des Pflegers bei der Betreuung von Palliativpatienten ist von Tiefe und Menschlichkeit geprägt, da es darum geht, Menschen am Ende ihres Lebens mit Würde, Respekt und Wohlwollen zu begleiten. In der Palliativpflege geht es nicht mehr um Heilung, sondern um maximalen Komfort, Schmerzlinderung und physische, emotionale und spirituelle Unterstützung für den Patienten und seine Familie. Dieser ganzheitliche Ansatz der Pflege erfordert technische Fähigkeiten, aber vor allem ein großes menschliches Einfühlungsvermögen, die Fähigkeit zuzuhören und eine tröstende Präsenz.

Wenn ein Patient in die Palliativphase eintritt, wird der Pfleger zu einem **Schlüsselakteur für den körperlichen Komfort**. Die Pflege ist auf die Verbesserung der Lebensqualität ausgerichtet, auch wenn die Krankheit nicht mehr kurativ behandelt werden kann. Der Krankenpflegehelfer übernimmt die tägliche Hygiene, wie z.B. die Körperpflege, und achtet darauf, dass diese Tätigkeiten sanft und respektvoll ausgeführt werden, da der Körper des Patienten besonders zerbrechlich und empfindlich sein kann. Jeder Handgriff wird mit besonderer Sorgfalt ausgeführt, um zusätzliche Schmerzen oder Unannehmlichkeiten zu vermeiden. Beispielsweise muss die Mobilisierung sanft und angemessen sein und regelmäßige Positionswechsel sollen Druckgeschwüren und anderen Komplikationen, die durch Immobilität entstehen, vorbeugen.

Einer der wichtigsten Aspekte der Palliativmedizin ist die **Schmerzbehandlung**. Der Pfleger spielt eine grundlegende Rolle bei der täglichen Beurteilung der Schmerzen des Patienten. Er achtet auf Gesichtsausdrücke, Körperhaltungen und nonverbale Reaktionen, die auf Schmerzen hinweisen können, selbst wenn der Patient sich nicht mehr klar ausdrücken kann. In Zusammenarbeit mit dem Pflege- und Ärzteteam hilft er bei der Verabreichung von Schmerzmitteln, sowohl medikamentöser als auch nicht-medikamentöser Art, und überwacht deren Wirksamkeit. Die Palliativpflege umfasst auch beruhigende Techniken wie leichte Massagen, das Auflegen von warmen oder kalten Kompressen oder das Auflegen von Kissen, um Druckstellen zu lindern. Durch seine tägliche Nähe zum Patienten wird der Pfleger zu einem der ersten Anhaltspunkte für Veränderungen der Schmerzen oder des Wohlbefindens des Patienten und ermöglicht so eine schnelle Anpassung der Behandlung.

Neben der körperlichen Pflege steht die **emotionale Unterstützung** im Mittelpunkt der Aufgabe des Palliativpflegers. Patienten am Lebensende erleben Momente großer Verletzlichkeit, die von der Angst vor dem Tod, der Ungewissheit über die Zukunft und manchmal von tiefer Einsamkeit geprägt sind. Der Pfleger wird durch seine regelmäßige und beruhigende Anwesenheit zu einer unverzichtbaren moralischen Unterstützung. Er ist oft derjenige, der die meiste Zeit mit dem Patienten verbringt und sich seine Ängste, Erinnerungen oder unausgesprochenen Bedürfnisse anhört. Zuhören ist in diesem Zusammenhang von entscheidender Bedeutung. Es geht nicht darum, Antworten oder Lösungen zu geben, sondern darum, ein offenes Ohr zu haben, Schweigen zu akzeptieren und den Patienten in seinen letzten Momenten wohlwollend zu begleiten.

In diesem Zusammenhang ist die **Achtung der Autonomie des Patienten von** größter Bedeutung. Selbst am Lebensende muss jeder Patient ein gewisses Maß an Kontrolle über seine Pflege und seine Entscheidungen behalten. Der Pfleger achtet darauf, die Wünsche des Patienten zu respektieren, ob es sich um kleine alltägliche Vorlieben handelt (wie z.B. die Position, in der der Patient am liebsten ruht, welche Speisen er noch verträgt) oder um größere Entscheidungen über das Lebensende. Durch die Aufrechterhaltung dieser Autonomie trägt der Pfleger dazu bei, dem Patienten in einer Zeit, in der ihm viel Kontrolle über das Leben entgleitet, eine wertvolle Würde zu verleihen.

Die palliativmedizinische Betreuung betrifft nicht nur den Patienten selbst, sondern auch **seine Angehörigen und seine Familie,** die ebenfalls eine schwere Zeit durchmachen. Die Familien stehen der Krankheit und dem bevorstehenden Tod ihrer Angehörigen oft hilflos gegenüber und der Pfleger wird zu einem wichtigen Ansprechpartner, der ihnen Sicherheit, Informationen und Unterstützung bietet. Der Pfleger kann eine **Vermittlerrolle** übernehmen, indem er der Familie Pflegemaßnahmen erklärt, medizinische Aspekte, die manchmal schwer zu verstehen sind, erläutert oder einfach eine tröstende Präsenz anbietet. Er ist da, um ihre Fragen zu beantworten, ihre Ängste zu zerstreuen und ihnen zu helfen, den Prozess des Lebensendes zu verstehen, während er sie auf Wunsch in die Pflege einbezieht.

Der **Umgang mit den Emotionen der Familien** ist eine weitere wichtige Komponente. Die Angehörigen können Phasen der Wut, der Trauer, des Unverständnisses oder der Verleugnung durchlaufen. Der Pfleger ermöglicht es ihnen durch einfühlsames Zuhören, ihre Gefühle auszudrücken, ohne zu urteilen. Manchmal sind Worte unzureichend oder nutzlos, und die bloße beruhigende Anwesenheit des Pflegers reicht aus, um in Momenten großen emotionalen Schmerzes Trost zu spenden. Er achtet auch auf die Familiendynamik und respektiert die unterschiedlichen Rhythmen und Herangehensweisen, die jeder Einzelne an die Situation haben kann.

In der Palliativpflege begleitet der Pfleger auch die Familie im **Prozess der vorzeitigen Trauer.** Das Lebensende ist eine intensive Zeit, die von der Notwendigkeit einer emotionalen Vorbereitung auf den Verlust eines geliebten Menschen geprägt ist. Der Pfleger hilft den Angehörigen, Momente des bedeutsamen

Austauschs mit dem Patienten zu schaffen, einen Raum für einen friedlichen Abschied zu finden und manchmal verborgene Emotionen auszudrücken. Er kann Besuche erleichtern, Momente der Intimität anbieten und die Bedürfnisse jeder Familie in Bezug auf Rituale oder spirituelle Unterstützung respektieren.

Schließlich ist auch die **postmortale Unterstützung** eine heikle, aber wesentliche Aufgabe des Krankenpflegers. Nach dem Tod des Patienten hilft der Pfleger der Familie, die ersten Momente der Trauer zu überstehen. Er kümmert sich mit großer Würde um die Pflege des Körpers, respektiert die religiösen oder kulturellen Überzeugungen und Rituale der Familie und sorgt für einen ruhigen Rahmen für den letzten Abschied. Diese Momente, die von Respekt und Diskretion geprägt sind, sind entscheidend, um den Angehörigen zu ermöglichen, ihre Trauer unter respektvollen und menschlichen Bedingungen zu verarbeiten.

Ethik und Achtung der Würde des Patienten
Ethische Fragen im Zusammenhang mit der hämatologischen Pflege, insbesondere die Achtung der Einwilligung und der Vertraulichkeit.

Die ethischen Herausforderungen im Zusammenhang mit der hämatologischen Versorgung sind aufgrund der Komplexität der Behandlungen, der Schwere der Krankheiten und der Verletzlichkeit der Patienten, die oft vor schwierigen Entscheidungen stehen, besonders sensibel. Unter diesen Herausforderungen nimmt die Einhaltung der **Einwilligung** nach **Aufklärung** und der **Vertraulichkeit** einen zentralen Platz ein. Diese Prinzipien sind nicht nur gesetzliche Verpflichtungen, sondern auch die Grundlage für das Vertrauensverhältnis zwischen dem Patienten, dem Behandlungsteam und der medizinischen Einrichtung. Sie tragen dazu bei, dass die Pflege nicht nur effektiv ist, sondern auch die Rechte, die Würde und die Autonomie des Patienten respektiert.

Die **Einwilligung nach Aufklärung** ist ein Grundpfeiler der medizinischen Ethik und von besonderer Bedeutung in der

Hämatologie, wo die Behandlungen schwerfällig und komplex sein können und potenziell schwerwiegende Folgen haben. Patienten mit hämatologischen Erkrankungen wie Leukämie, Lymphom oder Myelom müssen oft kritische Entscheidungen über ihre Behandlung treffen, die intensive Chemotherapien, Knochenmark- oder Stammzelltransplantationen und andere risikoreiche Eingriffe umfassen kann. Diese Behandlungen sind mit erheblichen Nebenwirkungen, dem Risiko von Komplikationen und manchmal mit unsicheren Ergebnissen verbunden. Es ist daher von entscheidender Bedeutung, dass der Patient über diese Risiken und den erwarteten Nutzen vollständig aufgeklärt wird, bevor er seine Zustimmung gibt.

Um eine wirklich informierte Zustimmung zu erhalten, muss der Patient klare, präzise und verständliche Informationen über seinen Gesundheitszustand, die verfügbaren Behandlungsmöglichkeiten und die Auswirkungen jeder Entscheidung erhalten. Der Pfleger ist zwar nicht für das medizinische Erstgespräch zuständig, spielt aber eine entscheidende Rolle in diesem Prozess, indem er hilft, praktische oder technische Aspekte der Pflege zu klären. Er kann auch Fragen des Patienten zu den täglichen Auswirkungen der Behandlung beantworten, wie z.B. wie sich die Behandlung auf seinen Komfort, seine Mobilität oder seine Fähigkeit, seinen normalen Aktivitäten nachzugehen, auswirken wird. Der Pfleger ist oft derjenige, der dem Patienten die Verfahren, denen er sich unterziehen wird, in einfachen Worten erklärt, so dass er sie besser versteht und sich bei den zu treffenden Entscheidungen sicherer fühlt.

Die Achtung der **Zustimmung** bedeutet auch, dass der Patient die Möglichkeit haben muss, eine Behandlung abzulehnen oder seine Meinung jederzeit zu ändern. Dies kann in der Hämatologie besonders schwierig sein, wo der Abbruch einer Behandlung schwerwiegende Folgen haben kann. Es ist jedoch wichtig, dass der Patient diese Entscheidungsfreiheit behält, auch wenn der medizinische Druck hoch ist. Der Pfleger kann durch sein aufmerksames Zuhören und seine regelmäßige Anwesenheit eine wichtige Rolle spielen, indem er die Zweifel oder Ängste des

Patienten an das Pflegeteam weiterleitet. Er steht an vorderster Front, wenn es darum geht, Anzeichen von Hilflosigkeit oder Zögern zu erkennen, und er kann dazu beitragen, ein ausführlicheres Gespräch zwischen Patient und Arzt zu ermöglichen, um die Behandlungsmöglichkeiten neu zu bewerten.

Die **Wahrung der Vertraulichkeit** ist eine weitere wichtige ethische Herausforderung bei der hämatologischen Versorgung. Informationen über den Gesundheitszustand des Patienten, seine Behandlung und seine medizinischen Daten müssen mit äußerster Sorgfalt geschützt werden. In der Hämatologie, wo Patienten über lange Zeiträume hinweg stationär behandelt werden können und mehrfache Konsultationen und Gespräche zwischen medizinischem Fachpersonal stattfinden, kann die Vertraulichkeit der Daten manchmal auf die Probe gestellt werden. Der Pfleger ist, wie alle Mitglieder des Pflegeteams, an das Berufsgeheimnis gebunden. Das bedeutet, dass er unter keinen Umständen Informationen über den Patienten an unbefugte Dritte weitergeben darf, seien es Angehörige des Patienten oder andere Pflegekräfte, die nicht direkt an der Behandlung des Patienten beteiligt sind.

Der Umgang mit Patienteninformationen erfordert besondere Wachsamkeit. Bei der Weitergabe von Informationen zwischen Teams, sei es mündlich oder schriftlich, muss unbedingt sichergestellt werden, dass nur die Personen Zugang zu diesen Daten haben, die direkt mit der Pflege des Patienten befasst sind. Der Pfleger trägt aktiv zu diesem Schutz bei, indem er dafür sorgt, dass Gespräche über den Patienten in einem vertraulichen Rahmen stattfinden und indem er sicherstellt, dass medizinische Dokumente nicht unbeaufsichtigt gelassen werden.

Die Wahrung der Vertraulichkeit geht auch über den Schutz medizinischer Daten hinaus. Sie umfasst auch die Achtung der Privatsphäre des Patienten im Rahmen der Pflege selbst. Dies bedeutet, dass die Pflegemaßnahmen diskret und unter Wahrung des Schamgefühls des Patienten durchgeführt werden müssen. Bei der Durchführung von Hygienemaßnahmen oder körperlichen

Untersuchungen muss der Pfleger stets darauf achten, die Intimsphäre des Patienten zu wahren, indem er die Tür schließt, Paravents verwendet und den Patienten so weit wie möglich bedeckt, um eine unnötige Exposition zu vermeiden. Diese kleinen Aufmerksamkeiten sind wichtig, um sicherzustellen, dass der Patient sich respektiert und geschützt fühlt, selbst in Momenten großer Verletzlichkeit.

Der ethische Aspekt der **Achtung der Überzeugungen und Präferenzen** des Patienten ist ebenfalls ein zentraler Aspekt der hämatologischen Pflege. Jeder Patient hat eigene Werte, religiöse Überzeugungen oder persönliche Präferenzen, die bei der Planung der Behandlung berücksichtigt werden müssen. Beispielsweise können manche Patienten bestimmte medizinische Maßnahmen aus religiösen oder ethischen Gründen ablehnen, wie z.B. Bluttransfusionen oder bestimmte Arten von Behandlungen. Indem der Pflegehelfer auf diese Präferenzen eingeht, trägt er dazu bei, die Pflege anzupassen, um die Wünsche des Patienten zu respektieren und gleichzeitig die Qualität und Sicherheit der Pflege aufrechtzuerhalten.

Es ist auch wichtig zu betonen, dass die Achtung der Vertraulichkeit und der Einwilligung sich auch auf die Begleitung der Familien erstreckt. In der Hämatologie spielen die Angehörigen des Patienten oft eine zentrale Rolle bei der emotionalen und praktischen Unterstützung. Der Pfleger muss jedoch vorsichtig navigieren, um sicherzustellen, dass die mit den Familienangehörigen geteilten Informationen den Willen des Patienten respektieren. Es ist möglich, dass der Patient bestimmte Informationen über seinen Gesundheitszustand oder seine Behandlung nicht an seine Angehörigen weitergeben möchte, und dieser Wunsch muss respektiert werden. Der Pfleger muss in diesem Fall Taktgefühl und Diskretion walten lassen, um sicherzustellen, dass die Gespräche mit den Angehörigen die Privatsphäre des Patienten nicht gefährden.

Schließlich können **ethische Entscheidungen** über das Lebensende, insbesondere im Falle der Palliativmedizin, komplexe Fragen zu Einwilligung und Vertraulichkeit aufwerfen. Patienten in der Endphase ihres Lebens können Wünsche bezüglich der Beendigung der Behandlung oder der Art und Weise, wie sie in ihren letzten Momenten begleitet werden möchten, äußern. Es ist wichtig, dass diese Wünsche respektiert werden, und der Pfleger spielt in solchen Situationen eine unterstützende Rolle, indem er sicherstellt, dass die Entscheidungen des Patienten klar kommuniziert und vom gesamten Behandlungsteam respektiert werden.

Kapitel 6

Interprofessionelle Zusammenarbeit in der Hämatologie

Die zentrale Rolle des Pflegehelfers im Pflegeteam
Der Pflegehelfer als Vermittler zwischen Patient, Pfleger und Arzt.

Die Pflegekraft spielt eine zentrale Rolle als Vermittler zwischen Patient, Pflegekraft und Arzt und nimmt damit eine Schlüsselposition in der Pflegekette ein. Diese Rolle geht über die bloße Ausführung technischer oder assistierender Aufgaben hinaus: Es geht darum, eine reibungslose Kommunikation zwischen allen Beteiligten des Pflegeprozesses zu gewährleisten und gleichzeitig das Wohlbefinden des Patienten zu sichern. Die Pflegekraft wird so zu einer echten **Brücke zwischen den verschiedenen Dimensionen der** Pflege und sorgt für Kontinuität und Kohärenz, die für die Qualität der Pflege von entscheidender Bedeutung sind.

Da der Pfleger dem Patienten bei den täglichen Pflegehandlungen am nächsten ist, ist er oft derjenige, der die meiste Zeit bei ihm verbringt. Er ist daher der erste, der **subtile Veränderungen** im körperlichen oder emotionalen Zustand des Patienten **beobachtet**. Ob es sich um eine Temperaturänderung, ungewöhnliche Müdigkeit, erhöhte Schmerzen oder eine einfache Verhaltensänderung handelt, der Pfleger ist in der Lage, diese Signale schnell zu erfassen. Diese Beobachtungsfunktion ist von grundlegender Bedeutung, da sie es ermöglicht, **diese Informationen** präzise und in Echtzeit an das Pflegepersonal und die Ärzte **weiterzuleiten**. Wenn er beispielsweise eine Schwellung um einen Katheter oder eine Hautrötung bemerkt, informiert er sofort den Pfleger, der die Situation beurteilen und gegebenenfalls eingreifen oder den Arzt alarmieren kann, um die Behandlung anzupassen oder zusätzliche Untersuchungen durchzuführen.

Als Vermittler sorgt der Krankenpflegehelfer auch für eine **reibungslose Informationsübermittlung** während der Schichtübergabe. Die Pflege in Krankenhäusern, insbesondere in der Hämatologie, ist oft komplex und umfasst multidisziplinäre Teams. Bei Schichtwechseln spielen die Pflegehelfer eine entscheidende Rolle, indem sie sicherstellen, dass die relevanten

Informationen über den Zustand des Patienten, seine Gefühle und die durchgeführte Pflege an ihre Kollegen weitergegeben werden. Diese Kontinuität ist von entscheidender Bedeutung, um Fehler oder Versäumnisse zu vermeiden, die die Qualität der Pflege oder die Sicherheit des Patienten beeinträchtigen könnten. Der Pflegehelfer muss daher in der Lage sein, Informationen klar und präzise zusammenzufassen, kritische Punkte hervorzuheben und gleichzeitig sicherzustellen, dass jedes notwendige Detail korrekt übermittelt wird.

Neben seiner beobachtenden und vermittelnden Rolle ist der Pfleger häufig auch derjenige, der **die Kommunikation zwischen dem Patienten und den anderen Mitgliedern des medizinischen Teams fördert**. Häufig fühlen sich Patienten, insbesondere solche mit langen Krankenhausaufenthalten oder schweren Erkrankungen, von Ärzten eingeschüchtert oder zögern, bestimmte Bedenken zu äußern, sei es aus Angst zu stören oder weil es ihnen schwerfällt, ihre Sorgen zu formulieren. Der Pfleger wird durch seinen täglichen Kontakt und sein aufmerksames Zuhören zu einem **privilegierten Gesprächspartner**, der in der Lage ist, die Ängste, Schmerzen oder unausgesprochenen Bedürfnisse des Patienten zu verstehen. Er kann diese Informationen dann an das Pflegepersonal oder die Ärzte weiterleiten, so dass die Pflege auf die tatsächlichen Bedürfnisse des Patienten abgestimmt werden kann.

Diese Vermittlerrolle ist besonders wichtig, wenn medizinische Entscheidungen getroffen werden müssen. Als Bindeglied zwischen dem Patienten und dem Behandlungsteam hilft der Pfleger bei der **Klärung** von **Gesprächen** und stellt sicher, dass der Patient die Informationen, die ihm von Ärzten oder Krankenschwestern übermittelt werden, richtig verstanden hat. Wenn der Patient über eine Behandlung oder ein Verfahren verwirrt ist, kann der Pfleger auf einfache Weise noch einmal erklären, was geplant ist, oder die Fragen des Patienten an den Arzt weiterleiten, wobei er sicherstellt, dass dieser sich die Zeit nimmt, auf die Bedenken des Patienten einzugehen. Diese Rolle ist entscheidend für die Einhaltung der informierten Zustimmung, da sie sicherstellt, dass der Patient alle Informationen erhält, die er benötigt, um eine informierte Entscheidung zu treffen.

Der **Krankenpflegehelfer** fungiert auch als **wertvolle** Unterstützung **für das Pflegeteam**, indem er bestimmte Tätigkeiten unter ihrer Aufsicht durchführt, so dass sich das Pflegepersonal auf technischere oder administrative Aufgaben konzentrieren kann. So kann der Pflegehelfer beispielsweise für die Überwachung der Vitalfunktionen, die Vorbereitung des Patienten auf eine Untersuchung, die Durchführung der Hygiene, einfache Verbandswechsel oder die Überwachung der Nebenwirkungen bestimmter Behandlungen zuständig sein. Durch die regelmäßige Weitergabe von Informationen über diese Pflegemaßnahmen trägt der Pflegehelfer zu einer umfassenden Betreuung des Patienten bei und entlastet gleichzeitig die Krankenschwester.

Diese **Vermittlerrolle** ist besonders bei der technischen Pflege oder bei medizinischen Eingriffen sichtbar. Vor einem medizinischen Eingriff oder einer Untersuchung beispielsweise bereitet der Pflegehelfer den Patienten vor, informiert ihn über den Ablauf des Verfahrens und sorgt dafür, dass er bequem sitzt. Nach dem Eingriff überwacht er den Zustand des Patienten, sucht nach Anzeichen für mögliche Komplikationen und leitet diese Informationen an die Krankenschwester oder den Arzt weiter. Diese Wachsamkeit und die Fähigkeit, die Bedürfnisse des Patienten zu antizipieren, ermöglichen eine bessere Koordinierung der Pflege und erhöhen die Sicherheit und den Komfort des Patienten.

Als Vermittler spielt der Pfleger auch eine wichtige Rolle bei der **emotionalen Betreuung** des Patienten. Während Ärzte und Krankenschwestern sich oft auf die klinischen Aspekte der Pflege konzentrieren, ist der Pfleger durch seine ständige Präsenz oft derjenige, der den Patienten moralisch unterstützt, indem er ihn in Momenten des Zweifels, der Angst oder des Leidens begleitet. Indem er sich die Zeit nimmt, dem Patienten zuzuhören, ihn zu beruhigen und seine Fragen zu beantworten, baut der Pfleger ein

Vertrauensverhältnis auf, das es dem Patienten ermöglicht, sich trotz der Schwere seiner Krankheit sicher und unterstützt zu fühlen. Er leitet diese Informationen auch an das Pflegepersonal und die Ärzte weiter, so dass das Pflegeteam seine Vorgehensweise an die emotionalen Bedürfnisse des Patienten anpassen kann.

Synergetische Zusammenarbeit mit Krankenschwestern, Ärzten und anderen Fachleuten.
Die Bedeutung einer effektiven Kommunikation bei der Verwaltung der Pflege und der Koordinierung der Maßnahmen.

Effektive Kommunikation ist ein zentrales Element bei der Verwaltung der Pflege und der Koordination der Aktionen innerhalb eines medizinischen Teams. Sie ist der Schlüssel zur Gewährleistung von Sicherheit, Qualität und Kontinuität der Pflege, insbesondere in so komplexen Umgebungen wie Hämatologieabteilungen. Eine gut kontrollierte Kommunikation ermöglicht es jedem Mitglied des Behandlungsteams, über die Bedürfnisse und den Zustand des Patienten informiert zu sein und schnell und konsequent fundierte Entscheidungen zu treffen. Ohne eine klare und präzise Kommunikation steigt das Risiko von Fehlern, Missverständnissen oder Fehlfunktionen erheblich an, was dem Wohlbefinden und der Sicherheit des Patienten abträglich ist.

Der erste Schritt zu einer effektiven Kommunikation im medizinischen Bereich ist die **Übermittlung genauer und relevanter Informationen** über den Gesundheitszustand des Patienten. Jedes Teammitglied, ob Pfleger, Krankenpfleger, Arzt oder anderes Gesundheitspersonal, muss in der Lage sein, genaue und aktuelle Informationen über die geleistete Pflege, die laufenden Behandlungen, mögliche Komplikationen oder Veränderungen des klinischen Zustands des Patienten weiterzugeben und zu erhalten. Dazu gehören objektive Daten wie Vitalwerte, aber auch subjektivere Beobachtungen über das allgemeine Wohlbefinden des Patienten, seinen Komfort oder seine Ängste.

Der Pfleger steht beispielsweise oft an vorderster Front, wenn es darum geht, subtile Anzeichen für eine Veränderung des Zustands des Patienten zu beobachten, wie z.B. zunehmende Schmerzen, erhöhte Müdigkeit oder Stimmungsschwankungen. Es ist wichtig, dass diese Beobachtungen schnell mit dem Pflegepersonal und den Ärzten geteilt werden, damit die Pflege entsprechend angepasst werden kann. Die Fähigkeit des Pflegers, diese Informationen **effektiv zu kommunizieren**, indem er eine klare Sprache verwendet und kritische Aspekte hervorhebt, verhindert, dass mögliche Anzeichen einer Verschlechterung unbemerkt bleiben. Im Gegenzug muss der Pfleger auch klare und präzise Anweisungen von den Krankenschwestern und Ärzten erhalten, um sicherzustellen, dass die Pflege den medizinischen Protokollen und den Erwartungen des Teams entspricht.

Die **Übergaben zwischen den Teams**, insbesondere beim Wechsel der Arbeitsstelle, sind besonders sensible Momente für die Kommunikation. Diese Übergangszeiten müssen sorgfältig organisiert werden, da sie die Kontinuität der Pflege bestimmen und es dem neuen Team ermöglichen, sofort über die neuesten Entwicklungen in Bezug auf den Patienten informiert zu werden. Eine effektive Übergabe beschränkt sich nicht auf eine einfache Zusammenfassung der durchgeführten Maßnahmen, sondern muss ein vollständiges Update über den klinischen Zustand, die laufenden Behandlungen, die aufgetretenen Probleme und die geplanten Maßnahmen beinhalten. Bei diesen Übermittlungen kommt es auf jedes Detail an: Ein Versehen oder eine falsch verstandene Information kann zu Fehlern oder Verzögerungen bei der Behandlung führen.

Neben der mündlichen Übertragung spielt die **schriftliche Dokumentation** eine entscheidende Rolle bei der Kommunikation in der Pflege. Die Patientenakte ist ein zentrales Instrument, in dem alle wesentlichen Informationen über den Gesundheitszustand, die Behandlung, die

Untersuchungsergebnisse und die klinischen Entscheidungen festgehalten werden. Das gesamte Behandlungsteam muss jede Intervention, Beobachtung oder Änderung der Behandlung genau und klar dokumentieren. Der Austausch von Informationen in schriftlicher Form ermöglicht es allen Angehörigen der Gesundheitsberufe, einen kohärenten und vollständigen Überblick über die Situation des Patienten zu erhalten, auch wenn keine direkte Kommunikation stattfindet. Eine schlecht ausgefüllte, unvollständige oder ungenaue Akte kann zu Behandlungsfehlern oder einer falschen Einschätzung der klinischen Situation führen.

Effektive Kommunikation beschränkt sich nicht nur auf das medizinische Team, sondern schließt auch den **Dialog mit dem Patienten** und, falls erforderlich, mit seinen Angehörigen ein. Der Patient muss klar und deutlich über seine Krankheit, die Behandlungen, die er erhält, die Untersuchungen, denen er sich unterziehen muss, und die Gründe für bestimmte medizinische Entscheidungen informiert werden. Diese Transparenz ist wichtig, um eine informierte **Zustimmung** zu fördern und den Patienten in die Lage zu versetzen, die ihm gewährte Pflege zu verstehen und zu akzeptieren. Komplexe medizinische Begriffe müssen in eine verständliche Sprache übersetzt werden und der Patient muss immer die Möglichkeit haben, Fragen zu stellen, um seine Zweifel auszuräumen.

Ebenso ist eine reibungslose Kommunikation mit den Angehörigen des Patienten von entscheidender Bedeutung, insbesondere wenn der Patient zu geschwächt ist, um seine Bedürfnisse zu äußern oder seine Situation vollständig zu verstehen. Die Angehörigen müssen mit Takt und Sensibilität über Fortschritte oder Komplikationen, Änderungen in der Behandlung oder kritische Entscheidungen informiert werden. Sie sollten sich auch in den Pflegeprozess einbezogen fühlen, wobei die Vertraulichkeit und die Wünsche des Patienten zu respektieren sind. Eine gute Kommunikation mit der Familie trägt dazu bei, ein Klima des Vertrauens zu erhalten, Ängste abzubauen und sicherzustellen, dass die Pflege den Wünschen des Patienten und seiner Angehörigen entspricht.

Die **Koordination der** Maßnahmen innerhalb eines multidisziplinären Teams hängt auch von einer effektiven Kommunikation ab. In der Hämatologie, wo mehrere Fachrichtungen beteiligt sein können (Hämatologen, Onkologen, Krankenschwestern, Pfleger, Psychologen, Ernährungswissenschaftler), ist die Zusammenarbeit zwischen den verschiedenen Akteuren von entscheidender Bedeutung, um eine kohärente und angemessene Pflege zu gewährleisten. Jeder muss seine Rolle und seine Verantwortlichkeiten klar verstehen und in der Lage sein, mit den anderen Teammitgliedern zusammenzuarbeiten. Dies erfordert eine regelmäßige formelle und informelle Kommunikation, um sicherzustellen, dass alle in die gleiche Richtung und mit den gleichen Pflegezielen arbeiten.

Die Nutzung von **multidisziplinären Sitzungen** ist ein Beispiel für diese notwendige Koordination. In diesen Sitzungen können komplexe Fälle besprochen, klinische Situationen analysiert, Beobachtungen ausgetauscht und gemeinsame Entscheidungen über Behandlungen getroffen werden. Jedes Teammitglied kann sein Fachwissen und seine Beobachtungen einbringen, und durch eine offene und respektvolle Kommunikation können die besten Entscheidungen getroffen werden. Als Fachkraft mit direktem Kontakt zum Patienten kann die Pflegekraft wertvolle Informationen über den täglichen Zustand des Patienten, seine Gefühle oder seine Reaktionen auf die Behandlung liefern, die die eher technischen Informationen der Ärzte und Krankenpfleger ergänzen.

Besprechungen und die Weitergabe von Informationen
Die wichtigsten Punkte, die bei Teamwechseln oder multidisziplinären Sitzungen übermittelt werden sollten.

Teamwechsel und multidisziplinäre Sitzungen sind entscheidende Momente im Pflegemanagement, insbesondere in der

Hämatologie, wo die Komplexität der Behandlungen und die Schwere der Pathologien eine perfekte Koordination zwischen den verschiedenen Gesundheitsfachkräften erfordern. Bei jedem Wechsel hängt die Qualität der Pflege von einer klaren, vollständigen und relevanten Informationsübermittlung ab, die es dem neuen Team ermöglicht, den Patienten ohne das Risiko von Fehlern oder Informationsverlusten sofort zu übernehmen. Es ist daher wichtig zu wissen, welche Punkte bei den Übergaben im Rahmen von Teamwechseln oder multidisziplinären Besprechungen vorrangig behandelt werden sollten.

Der erste grundlegende Punkt, der übermittelt werden muss, ist **der aktuelle klinische Zustand des Patienten**. Diese Information umfasst eine Zusammenfassung der Entwicklung des Gesundheitszustands seit der letzten Behandlung, wobei die Vitalparameter (Temperatur, Blutdruck, Herzfrequenz, Sauerstoffsättigung) und spezifische Symptome, auf die zu achten ist, wie Schmerzen, Müdigkeit oder Anzeichen einer Infektion oder Blutung, hervorgehoben werden. Wenn ein Patient z.B. plötzlich Fieber oder Schmerzen bekommt, ist es wichtig, dass das nächste Team informiert wird, um die Überwachung fortzusetzen und die Pflege entsprechend anzupassen. Jede noch so kleine Veränderung des Gesundheitszustands in jüngster Zeit muss erwähnt werden, da dies auf eine Verschlechterung hinweisen kann, die ein schnelles Eingreifen erfordert.

Anschließend ist es unbedingt erforderlich, eine **Übersicht über die laufenden Behandlungen** zu **erstellen**. Dies umfasst sowohl die medikamentöse Behandlung (Chemotherapie, Antibiotika, Schmerzmittel, Infusionen) als auch die spezifische Pflege (Verbände, Sauerstofftherapie usw.). Der Pfleger oder die Krankenschwester, die/der die Übertragung vornimmt, muss klar angeben, welche Behandlungen verabreicht wurden, welche noch ausstehen und welche Anpassungen in letzter Zeit vorgenommen wurden, z.B. eine Änderung der Dosierung oder die Einführung eines neuen Medikaments. Es ist auch wichtig, die **Reaktionen des Patienten auf die Behandlung zu** erwähnen, sei es eine Verbesserung, bemerkenswerte Nebenwirkungen oder eine schlechte Verträglichkeit. Im Falle eines komplexen Protokolls müssen die Zeiträume oder die Art der Verabreichung explizit angegeben werden, um Fehler zu vermeiden.

Anstehende Untersuchungen und Eingriffe sind ebenfalls ein zentraler Punkt der Überweisungen. Ob es sich um eine Blutentnahme, eine Bildgebung, eine Biopsie oder einen geplanten chirurgischen Eingriff handelt, das nachfolgende Team muss darüber informiert werden, was für den Patienten geplant ist. Es ist wichtig, die Uhrzeit, spezielle Anweisungen (Fasten, Flüssigkeitszufuhr usw.) und alle anderen logistischen Elemente anzugeben. Wenn die Untersuchung oder der Eingriff bereits stattgefunden hat, ist es wichtig, dass die Ergebnisse mitgeteilt werden.

Ein weiterer wichtiger Punkt sind die **zu beachtenden Anzeichen**. Bei Patienten mit hämatologischen Erkrankungen können Komplikationen auf unvorhersehbare Weise auftreten. Es ist daher unerlässlich, das übernehmende Team über die spezifischen Anzeichen zu informieren, auf die geachtet werden muss. Bei einem Patienten mit Knochenmark-Aplasie muss beispielsweise verstärkt auf Anzeichen einer Infektion geachtet werden (Fieber, Schüttelfrost, Verschlechterung des Allgemeinzustands). Bei einem Patienten, der Antikoagulantien einnimmt, muss besonders auf Anzeichen von Blutungen (Hämatome, Zahnfleisch- oder Nasenbluten, schwarzer Stuhl) geachtet werden. Wenn diese Punkte erwähnt werden, weiß das nachfolgende Team genau, worauf es achten muss, um im Bedarfsfall schnell handeln zu können.

Ein oft vernachlässigter, aber entscheidender Aspekt, der vermittelt werden muss, ist der **emotionale und psychologische Zustand des Patienten**. Patienten mit schweren Erkrankungen, wie z.B. in der Hämatologie, erleben häufig Momente großer psychologischer Not. Es ist von entscheidender Bedeutung, dass das nachfolgende Team über den emotionalen Zustand des Patienten informiert wird, seien es depressive Symptome, Angstzustände oder besondere Bedürfnisse nach psychologischer

Unterstützung. Wenn der Patient bei der vorherigen Vermittlung Ängste oder Zweifel geäußert hat, sollten diese Informationen weitergegeben werden, damit das nachfolgende Team seinen Ansatz anpassen und die notwendige Unterstützung anbieten kann. Beziehungs- und emotionale Aspekte, auch wenn sie nicht immer direkt mit der Krankheit in Verbindung stehen, spielen eine grundlegende Rolle in der Gesamtbetreuung des Patienten.

Informationen über die Familie und die Angehörigen sind ebenfalls wichtig zu kommunizieren. Dies kann bedeuten, dass ein Angehöriger zu Besuch war und besondere Bedenken geäußert hat oder dass wichtige Gespräche mit der Familie über den Gesundheitszustand oder Behandlungsentscheidungen stattgefunden haben. In einigen Fällen können sich die Familien in einer emotionalen Notlage befinden und bedürfen ebenfalls einer besonderen Unterstützung. Wenn das nachfolgende Team über die Beziehungen zwischen dem Patienten und seinen Angehörigen informiert wird, kann eine Kontinuität in der Betreuung aufrechterhalten und ein Bruch in der Unterstützung der Familie vermieden werden.

Im Rahmen der **multidisziplinären Sitzungen**, bei denen die verschiedenen Mitglieder des Behandlungsteams (Ärzte, Krankenschwestern, Pfleger, Psychologen, Ernährungsberater) zusammenkommen, um komplexe Fälle zu besprechen, ist es wichtig, einen vollständigen Überblick über den Behandlungsverlauf des Patienten zu geben. Jede Disziplin wirft ein anderes Licht auf den Zustand des Patienten. Der Pfleger kann durch seinen täglichen Kontakt mit dem Patienten wertvolle Informationen über Aspekte liefern, die andere Berufsgruppen nicht direkt wahrnehmen: wie der Patient auf die Pflege reagiert, ob er besondere Bedürfnisse in Bezug auf Komfort oder Ernährung äußert, ob er durch die Behandlung moralisch beeinträchtigt zu sein scheint oder ob er Anzeichen einer nicht verbalisierten Notlage zeigt. Diese oft subtilen Informationen ermöglichen es dem medizinischen Team, die Pflege individueller zu gestalten.

Ein zentraler Punkt, der nicht vernachlässigt werden darf, ist schließlich die **Koordination der nächsten Schritte der Pflege**. Ob bei einem Teamwechsel oder einer multidisziplinären Sitzung, es ist wichtig, dass die Maßnahmen, die in den nächsten Stunden oder Tagen durchgeführt werden sollen, klar definiert werden. Diese Maßnahmen können die Anpassung der Behandlung, die Einführung neuer Maßnahmen oder die Anpassung der Behandlung an die Ergebnisse der jüngsten Untersuchungen betreffen. Es ist von entscheidender Bedeutung, dass das nachfolgende Team genau weiß, was erwartet wird, um die Kontinuität der Pflege ohne Unterbrechung oder Verzögerung zu gewährleisten.

Kapitel 7

Die emotionalen und psychologischen Herausforderungen der Arbeit in der Hämatologie

Die emotionalen Auswirkungen von schweren Krankheiten auf den Pfleger
Wie man mit Gefühlen der Traurigkeit, Hilflosigkeit oder Frustration angesichts der Krankheit umgeht.

Der Umgang mit Gefühlen der Traurigkeit, Hilflosigkeit oder Frustration angesichts einer Krankheit ist eine emotionale Herausforderung, der sich viele Patienten gegenübersehen, insbesondere in Fachgebieten wie der Hämatologie, in denen die Behandlungen langwierig, schmerzhaft und oft unsicher sein können. Diese Emotionen sind natürlich und sogar unvermeidlich, wenn eine Person mit ihrer eigenen Verletzlichkeit, der Ungewissheit der Zukunft oder chronischen Schmerzen konfrontiert wird. Um bei der Bewältigung dieser Gefühle zu helfen, ist es wichtig, diese Emotionen zu erkennen und zu verstehen und gleichzeitig Bewältigungsstrategien anzubieten, die es den Patienten ermöglichen, trotz der Krankheit einen Sinn und ein Gleichgewicht zu finden.

Einer der ersten Schritte im Umgang mit Traurigkeit, Hilflosigkeit und Frustration ist die **Erkenntnis, dass diese Gefühle legitim sind**. Bei einer schweren Krankheit ist es normal, ein tiefes Gefühl des Verlustes zu empfinden, sei es der Verlust einer gewissen Autonomie, der Verlust des Lebens, wie es vorher war, oder sogar der Verlust körperlicher Fähigkeiten. Diese Gefühle sollten nicht unterdrückt oder ignoriert werden, da dies die psychologische Notlage noch verschlimmern könnte. Der Pfleger kann durch aktives Zuhören eine entscheidende Rolle spielen, indem er diese Emotionen bestätigt, das Leiden des Patienten als real anerkennt und ihn auffordert, sich ohne Urteil auszudrücken. Die Bereitstellung dieses Raums zum Ausdruck ist oft der erste Schritt, um die emotionale Last, die der Patient mit sich herumträgt, zu erleichtern.

Eine andere Möglichkeit, mit diesen Emotionen umzugehen, besteht darin, **die Aufmerksamkeit wieder auf das zu richten, was noch kontrolliert** werden **kann**. Einer der frustrierendsten Faktoren für Patienten ist das Gefühl, die Kontrolle über ihren

Körper und ihr Leben zu verlieren. Die Krankheit scheint die Behandlung, die Arzttermine und die körperlichen Einschränkungen zu diktieren, und das kann überwältigend sein. Es gibt jedoch immer Aspekte, die der Patient selbst in den schwierigsten Situationen beherrschen kann. Dazu gehören die Art und Weise, wie er auf die Krankheit reagiert, kleine Pflegemaßnahmen, die er selbst durchführen kann, oder Entscheidungen über sein tägliches Leben (wie z.B. seine Ernährung, die Art und Weise, wie er seine Zeit verbringt oder wie er seine sozialen Kontakte pflegt). **Die Wiedererlangung eines gewissen** Maßes **an Autonomie**, auch wenn es noch so gering ist, kann **dem Patienten** helfen, ein Gefühl der Kontrolle und Unabhängigkeit zu erlangen, was die wahrgenommene Hilflosigkeit verringert.

Die **offene Kommunikation mit dem Pflegepersonal** ist ebenfalls ein wesentliches Element bei der Bewältigung negativer Emotionen. Patienten sollten sich frei fühlen, ihre Sorgen, Zweifel oder Frustrationen mit dem medizinischen Team zu teilen. Wenn der Patient sich in Bezug auf die Behandlung oder den Verlauf seiner Krankheit verloren fühlt, kann dies zu Gefühlen der Hilflosigkeit und Frustration führen. Es ist daher von entscheidender Bedeutung, dass der Patient ermutigt wird, Fragen zu stellen, zu verstehen, was in seinem Körper vor sich geht, und seine Gefühle auszudrücken. Der Pfleger und andere Teammitglieder sollten für klare und angemessene Erklärungen zur Verfügung stehen, damit der Patient sich in seine Behandlung einbezogen und nicht passiv fühlt.

Die Bedeutung der **Suche nach emotionaler Unterstützung** von außen sollte ebenfalls nicht unterschätzt werden. Patienten können manchmal Schwierigkeiten haben, ihre Traurigkeit oder Frustration mit ihren Familien zu teilen, weil sie Angst haben, diese zu beunruhigen oder emotional zu überlasten. Daher ist es wichtig, dass sie sich an Fachleute wie Psychologen oder Berater wenden können, die darin geschult sind, sie in diesen schwierigen Zeiten zu begleiten. Selbsthilfegruppen, in denen sich Patienten mit anderen Menschen in ähnlichen Situationen austauschen können, können ebenfalls einen wertvollen Raum bieten, um ihre Gefühle mitzuteilen, Rat zu finden oder sich einfach verstanden zu fühlen. Der Pfleger, der den Patienten gut kennt, kann solche Gruppen je nach den individuellen Bedürfnissen vorschlagen und den Kontakt zu diesen Diensten herstellen.

Ein weiteres wirksames Mittel zur Bewältigung von Gefühlen der Hilflosigkeit und Frustration ist die **Suche nach einem persönlichen Sinn** in der Prüfung der Krankheit. Für manche Menschen kann dies durch spirituelle oder religiöse Introspektion geschehen, während andere versuchen, auch in schwierigen Zeiten positive Aspekte oder Ziele zu finden. Dies kann in Form von kleinen persönlichen Projekten geschehen, die der Patient trotz der Krankheit durchführen kann, oder in Form von großzügigen Handlungen, wie das Teilen der Erfahrung mit anderen Patienten oder die Unterstützung von Angehörigen. Die Suche nach einem Sinn in dieser Erfahrung hilft oft, Schmerz und Frustration zu überwinden, indem sie der Krankheit und dem persönlichen Werdegang eine neue Perspektive verleiht.

Der **Umgang** mit **emotionaler Erschöpfung** ist bei der Bewältigung dieser Gefühle ebenfalls wichtig. Eine chronische Krankheit mit wiederholten Behandlungen und ständigen Höhen und Tiefen kann zu geistiger und emotionaler Erschöpfung führen. Es ist wichtig, dass der Patient ermutigt wird, sich Zeit für sich selbst zu nehmen, um sich nicht nur körperlich, sondern auch geistig zu erholen. Entspannung, Meditation oder Achtsamkeitstechniken können helfen, den Geist zu beruhigen und schwierige Emotionen zu besänftigen. Der Pfleger kann diese Techniken, die nachweislich krankheitsbedingten Stress und Ängste reduzieren, anbieten oder den Zugang zu ihnen erleichtern.

Schließlich ist es wichtig, **soziale und emotionale Bindungen aufrechtzuerhalten**. Traurigkeit und Hilflosigkeit können oft zu einer emotionalen Isolation führen, in der sich der Patient auf sich selbst zurückzieht. Es ist daher von entscheidender Bedeutung, dass der Patient mit seinen Angehörigen in Verbindung bleibt, sei es durch regelmäßige Besuche oder virtuellen Austausch. Die emotionale Unterstützung durch Familie und Freunde kann, auch wenn sie die medizinischen Probleme nicht löst, einen enormen Trost darstellen. Der Pfleger kann eine Rolle in dieser Dynamik spielen, indem er zu Besuchen ermutigt oder den Kontakt erleichtert, dabei aber den Rhythmus und die Wünsche des Patienten respektiert.

Instrumente zur Bewältigung von Stress und mentaler Belastung
Entspannungs- und Meditationstechniken und die Bedeutung einer gesunden Lebensweise.

Entspannungstechniken, **Meditation** und die Bedeutung einer **gesunden Lebensweise** spielen eine zentrale Rolle bei der Betreuung von Patienten, insbesondere in medizinischen Kontexten wie der Hämatologie, wo die Krankheit und die Behandlungen zu starkem Stress, erhöhter Angst und körperlicher und geistiger Erschöpfung führen können. Obwohl diese Ansätze nicht direkt auf die Krankheit einwirken, bieten sie leistungsstarke Instrumente, um mit dem psychologischen Leiden besser umzugehen, die Genesung zu fördern und die allgemeine Lebensqualität des Patienten zu verbessern. Wenn diese Praktiken in den Alltag der Patienten integriert werden, kann ihnen geholfen werden, trotz der Schwierigkeiten, denen sie sich gegenübersehen, ein gewisses Gleichgewicht und ein Gefühl des Wohlbefindens wiederzufinden.

Entspannungstechniken sind einfache, aber wirksame Methoden, um den Geist zu beruhigen und den Körper zu entspannen. Sie bestehen darin, einen Zustand der Muskelentspannung und der geistigen Ruhe herbeizuführen, wodurch angesammelte Spannungen abgebaut und Stress reduziert werden können. Zu den häufigsten Techniken gehört die **Progressive Relaxation nach Jacobson, die auf einer progressiven** Anspannung und Entspannung der Muskelgruppen vom Kopf bis zu den Füßen beruht. Diese Methode hilft dem Patienten, sich seiner körperlichen Spannungen bewusst zu werden und sie besser zu lösen. Indem der Pfleger den Patienten durch diese Übung leitet, kann er ihm helfen, einen Zustand tiefer Ruhe zu erreichen, der die Erholung fördert, insbesondere nach einer anstrengenden Behandlung.

Eine weitere beliebte Entspannungstechnik ist die **kontrollierte Atmung**. Hierbei handelt es sich um einen einfachen, aber wirkungsvollen Ansatz, bei dem man sich auf die Atmung konzentriert, um den emotionalen Zustand zu regulieren und Ängste abzubauen. Durch langsames und tiefes Atmen aktiviert der Körper das parasympathische Nervensystem, das für die Entspannung und den Stressabbau verantwortlich ist. Die Ermutigung des Patienten zu tiefen Atemzügen durch langsames Aufblähen des Bauches beim Einatmen und langem Ausatmen kann schnell zu einem Gefühl der Ruhe führen. Diese Methode ist besonders nützlich für Patienten, die sich von Angst oder Schmerzen überwältigt fühlen. Der Pfleger kann dem Patienten zeigen, wie er diese Technik in seinen Alltag integrieren kann, vor einer Behandlung oder in Zeiten von Stress, so dass er sie selbständig praktizieren kann.

Meditation ist ein weiterer Ansatz, der erhebliche Auswirkungen auf das geistige und körperliche Wohlbefinden des Patienten haben kann. Insbesondere die Achtsamkeitsmeditation wird zunehmend in medizinischen Kreisen eingesetzt, um Patienten bei der Bewältigung von Schmerzen, Angstzuständen und Depressionen zu helfen. Bei dieser Praxis geht es darum, die Aufmerksamkeit bewusst und nicht wertend auf den gegenwärtigen Moment zu richten. Indem sich der Patient auf seine Körperempfindungen, seine Atmung oder seine unmittelbare Umgebung konzentriert, lernt er, seine Gedanken und Gefühle zu beobachten, ohne sich von ihnen mitreißen zu lassen. Dies hilft, Abstand von den Ängsten zu gewinnen, die mit der Krankheit verbunden sind, und besser zu akzeptieren, was nicht geändert werden kann.

Im medizinischen Kontext kann Meditation auch dazu beitragen, **die Wahrnehmung von Schmerzen** zu **reduzieren**. Studien zeigen, dass Meditation die Art und Weise verändert, wie das Gehirn Schmerzen verarbeitet, so dass sie weniger intensiv oder aufdringlich sind. Der Pfleger kann den Patienten ermutigen, kurze Momente der Meditation auszuprobieren, indem er sich auf die Atmung oder auf angenehme Empfindungen konzentriert, wie ein positives geistiges Bild oder eine tröstliche Erinnerung. Mit etwas Übung können sogar einige Minuten täglicher Meditation eine echte Verbesserung des emotionalen Zustands des Patienten bewirken, indem sie die Entspannung fördern und Stress abbauen.

Neben **Entspannungs-** und Meditationstechniken spielt die **Lebensführung** eine wesentliche Rolle für die Fähigkeit des Patienten, mit der Krankheit umzugehen und die Genesung zu fördern. Die Lebenshygiene umfasst mehrere Schlüsselaspekte, darunter Ernährung, Schlaf, körperliche Betätigung und die Verwaltung der täglichen Gewohnheiten.

Eine **ausgewogene** Ernährung ist wichtig, um den Körper in seinem Heilungsprozess zu unterstützen, insbesondere bei schweren Behandlungen wie der Chemotherapie, die den Körper erheblich schwächen kann. Der Pfleger kann dem Patienten raten, Lebensmittel zu bevorzugen, die reich an Nährstoffen, Vitaminen und Mineralien sind, die das Immunsystem stärken und gegen Müdigkeit helfen. Zum Beispiel werden frisches Obst und Gemüse, mageres Eiweiß und komplexe Kohlenhydrate empfohlen, um ein gutes Energieniveau aufrechtzuerhalten. Von verarbeiteten, fettigen oder zuckerreichen Lebensmitteln ist dagegen abzuraten, da sie dem Körper nicht die notwendigen Nährstoffe liefern. Sie müssen den Flüssigkeitsverlust ausgleichen und eine Dehydrierung vermeiden.

Schlaf ist eine weitere wichtige Säule einer gesunden Lebensweise. Der Körper regeneriert sich hauptsächlich während des Schlafs, und eine ausreichende Ruhezeit ist unerlässlich, um die schweren Behandlungen und die durch die Krankheit verursachte Müdigkeit zu bewältigen. Ein gestörter Schlaf kann zu Reizbarkeit, körperlicher und geistiger Erschöpfung führen und die Fähigkeit des Körpers, Infektionen zu bekämpfen, beeinträchtigen. Der Pfleger kann den Patienten ermutigen, eine regelmäßige Schlafroutine zu entwickeln, Stimulanzien wie Koffein am Ende des Tages zu vermeiden und vor dem Schlafengehen beruhigende Praktiken wie Lesen oder Entspannung anzuwenden. Die Förderung einer ruhigen und schlaffördernden Umgebung kann die Qualität der Erholung verbessern und dem Patienten helfen, sich stärker gegenüber der Behandlung zu fühlen.

Mäßige körperliche Betätigung, die auf den Gesundheitszustand des Patienten abgestimmt ist, kann ebenfalls positive Auswirkungen haben. Selbst leichte körperliche Aktivität, wie Gehen oder Dehnungsübungen, hält den Körper geschmeidig, stärkt die Muskeln und regt das Herz-Kreislauf-System an. Bewegung setzt auch Endorphine frei, Hormone, die die Stimmung aufhellen und ein Gefühl des Wohlbefindens vermitteln. Es ist daher wichtig, dass der Pfleger, wenn möglich, eine gewisse angepasste körperliche Aktivität fördert, die dazu beitragen kann, das Gefühl chronischer Müdigkeit zu verringern und gleichzeitig die Stimmung des Patienten zu heben.

Schließlich tragen auch das **emotionale Gleichgewicht** und der Umgang mit den täglichen Gewohnheiten zur Aufrechterhaltung eines gesunden Lebensstils bei. Für Patienten ist es wichtig, auch im Krankenhaus Momente der Entspannung, der Freizeitgestaltung oder der sozialen Interaktion zu haben. Diese Aktivitäten bieten Trost und ermöglichen es dem Patienten, sich wieder mit Aspekten seines Lebens zu verbinden, die sich nicht nur auf die Krankheit konzentrieren. Der Pfleger kann dabei helfen, diese Momente zu gestalten, indem er z.B. Familienbesuche, kreative Aktivitäten oder Zeit für Gespräche ermöglicht.

Die Bedeutung der kollegialen Unterstützung und von Fortbildungen

Die Rolle der gegenseitigen Unterstützung innerhalb des Teams und die Bedeutung von Fortbildungen, um besser mit emotionalen Herausforderungen umgehen zu können.

Die **gegenseitige Unterstützung innerhalb des** Pflegeteams und die Bedeutung von **Fortbildungen** sind zwei grundlegende Aspekte bei der Bewältigung der emotionalen Herausforderungen, die mit der Arbeit in der Hämatologie einhergehen, wo die Intensität der Pflege, die Schwere der Krankheiten und die Nähe zu schwerkranken Patienten zu erheblichen emotionalen Stresssituationen führen können. In diesem Zusammenhang ist die Fähigkeit, sich gegenseitig zu unterstützen, Schwierigkeiten auszutauschen und sich regelmäßig weiterzubilden, um diese Emotionen besser zu verstehen und zu bewältigen, von entscheidender Bedeutung, um ein starkes, belastbares Team zu erhalten, das in der Lage ist, eine qualitativ hochwertige Pflege zu leisten.

Die **gegenseitige Unterstützung** von Kollegen ist ein Grundpfeiler des Zusammenhalts in medizinischen Teams. Die Arbeit in der Hämatologie, wo die Pflege oft langwierig, anspruchsvoll und emotional belastend ist, kann die Pflegekräfte, seien es Helfer, Pfleger oder Ärzte, auf eine harte Probe stellen. Die tägliche Interaktion mit Patienten, die kritische Momente in ihrem Leben durchlaufen, Schmerzen haben oder manchmal am Lebensende stehen, führt zu erheblichen emotionalen Spannungen. Unter diesen Umständen ist es von entscheidender Bedeutung, dass sich jedes Teammitglied von seinen Kollegen unterstützt fühlt, seine Gefühle ausdrücken kann und seine Schwierigkeiten mitteilt, ohne Angst vor Verurteilung haben zu müssen. Diese Unterstützung zeigt sich in den kleinen Gesten des Alltags, wie z.B. sich die Zeit zu nehmen, einem Kollegen nach einem schwierigen Tag zuzuhören, Ratschläge oder praktische Lösungen auszutauschen oder einfach demjenigen, der sie braucht, einen Moment der Ruhe zu gönnen.

Aktives Zuhören unter Kollegen ist ein wertvolles Instrument, um ein Klima des Vertrauens und des Wohlwollens zu erhalten. Wenn Pfleger sich in der Lage fühlen, über ihre Emotionen, Frustrationen und Zweifel zu sprechen, sind sie besser in der Lage, Prüfungen zu bewältigen und neue Kraft zu schöpfen. Dieses Zuhören sollte nicht als Schwäche angesehen werden, sondern vielmehr als eine Stärke, die es jedem ermöglicht, besser mit der emotionalen Belastung umzugehen. Durch den Austausch von Erfahrungen können Teammitglieder auch Trost darin finden, dass sie mit ihren schwierigen Gefühlen nicht allein sind, was ihnen hilft, diese besser zu verstehen und zu akzeptieren.

Teamarbeit in der Hämatologie bedeutet auch eine ständige und reibungslose Zusammenarbeit zwischen den verschiedenen Mitgliedern des medizinischen Personals. Jede Pflegekraft bringt ihr eigenes Fachwissen und ihre eigene Sensibilität ein, was eine umfassende und ganzheitliche Behandlung der Patienten ermöglicht. Die Bedeutung der gegenseitigen Unterstützung liegt auch in der Fähigkeit, bei Überlastung oder emotionalen Schwierigkeiten zu delegieren oder um Hilfe zu bitten. Momente der komplexen Pflege oder der Sterbebegleitung können besonders belastend für das Pflegepersonal sein, und in solchen Momenten ist die Solidarität des Teams besonders wichtig. Wenn man weiß, dass man sich auf seine Kollegen verlassen kann, wird der Druck verringert und der Pfleger kann sich voll und ganz auf seine Aufgaben konzentrieren, ist gelassener und für den Patienten besser verfügbar.

Die **Weiterbildung** ist ein weiterer wichtiger Aspekt, um den Pflegern zu helfen, die emotionalen Herausforderungen ihrer Arbeit besser zu bewältigen. Schulungen, sowohl technische als auch solche, die sich auf das Management von Emotionen konzentrieren, ermöglichen es den Pflegern, neue Fähigkeiten zu entwickeln, ihr Verständnis von Krankheiten und Behandlungen zu vertiefen und besser mit den stressigen Situationen umzugehen, denen sie täglich begegnen. Eine bessere Beherrschung der Pflege und der therapeutischen Instrumente ermöglicht es, die Unsicherheit und damit die mit komplexer Pflege verbundenen Ängste zu verringern.

Schulungen zum **Stress- und Emotionsmanagement** sind besonders wichtig. Die Fähigkeit, einen Schritt zurückzutreten, die eigenen Grenzen zu erkennen und Techniken zur Stressbewältigung anzuwenden, ist unerlässlich, um einem Burnout vorzubeugen, der in medizinischen Umgebungen ein reales Risiko darstellt. Das Pflegepersonal muss lernen, die Anzeichen einer emotionalen Überlastung zu erkennen und Strategien zu entwickeln, um sein Wohlbefinden zu erhalten. Schulungen in **Resilienz** oder Achtsamkeitsmeditation helfen dem Pflegepersonal, mit emotionalen Spannungen besser umzugehen, schwierige Situationen zu akzeptieren und sich auf die positiven Aspekte ihrer Arbeit zu konzentrieren.

Regelmäßige Supervisionen oder von Psychologen **geleitete Gesprächsgruppen** können ebenfalls einen sicheren Raum bieten, in dem Pflegende frei über ihre Emotionen und Erfahrungen sprechen können. Diese Sitzungen ermöglichen es, Abstand zu den erlebten Situationen zu gewinnen, die emotionalen Mechanismen besser zu verstehen und Lösungen zu finden, um den Umgang mit diesen Emotionen im Berufsalltag zu verbessern. Diese Gesprächsrunden bieten auch die Möglichkeit, die Beziehungen zwischen den Teammitgliedern zu stärken, gemeinsame Gefühle zu teilen und sich gegenseitig in Momenten der Erschöpfung oder des Zweifels zu unterstützen.

Schließlich muss die Schulung auch eine **Sensibilisierung** für **ethische Grenzen und die Autonomie des Patienten** beinhalten. Pflegende können manchmal frustriert sein, wenn sie sich hilflos fühlen, z.B. wenn der Patient eine Behandlung ablehnt oder wenn die Prognose trotz aller Bemühungen schlecht ist. Wenn Sie lernen, die Autonomie des Patienten zu respektieren, zu akzeptieren, dass bestimmte Aspekte außerhalb Ihrer Kontrolle liegen, und die ethischen Dynamiken am Lebensende zu verstehen, können Sie als Pflegekraft besser mit diesen Momenten der Hilflosigkeit umgehen. Die Schulung in diesen Fragen führt zu einem besseren Verständnis der ethischen Fragen und zur Akzeptanz der Tatsache, dass jeder Patient seinen eigenen Weg geht.

Kapitel 8

Technologische Entwicklungen und ihre Auswirkungen auf die Arbeit des Hämatologiepflegers

Neue Technologien in der Hämatologie: von künstlicher Intelligenz bis hin zu Pflegemanagement-Software.
Vorstellung der Technologien, die den Pfleger bei der Organisation der Pflege, der Überwachung der Patienten und der Datenverwaltung unterstützen (elektronische Patientenakten, Fernüberwachungssysteme).

Medizinische Technologien spielen eine immer wichtigere Rolle bei der Unterstützung von Pflegekräften, insbesondere von Pflegekräften, indem sie ihnen ermöglichen, die Organisation der Pflege zu verbessern, die Überwachung der Patienten zu verstärken und medizinische Daten effizienter zu verwalten. Mit dem technologischen Fortschritt können Werkzeuge wie **elektronische Patientenakten**)EPA) und **Fernüberwachungssysteme** nicht nur die Qualität der Pflege optimieren, sondern auch die Arbeit der Pflegekräfte erleichtern, indem sie ihnen Zugang zu präzisen Informationen in Echtzeit geben und die Koordination zwischen den verschiedenen Mitgliedern des Pflegeteams vereinfachen.

Elektronische Patientenakten (EPA) sind eine der bedeutendsten Innovationen in der Organisation des Gesundheitswesens. Diese digitalen Systeme ersetzen allmählich die Papierakten und zentralisieren alle medizinischen Informationen des Patienten in einem leicht zugänglichen und durchsuchbaren Format. Für den Pfleger bedeutet dies einen sofortigen Zugriff auf die Krankengeschichte des Patienten, aktuelle Behandlungen, Allergien, Testergebnisse und Beobachtungen, die von Ärzten oder Krankenschwestern notiert wurden. Diese Zentralisierung der Daten ermöglicht eine **bessere Koordinierung der Pflege**, da jedes Mitglied des Pflegeteams die Akte in Echtzeit einsehen und aktualisieren kann, wodurch das Risiko von Fehlern oder Auslassungen verringert wird.

Das EPD ermöglicht es dem Pfleger auch, **seine tägliche Arbeit besser zu organisieren**. Mit Hilfe dieser Systeme kann er die ihm zugewiesenen Aufgaben einsehen, wie z.B. die Hygienepflege, das Messen der Vitalwerte oder die Verabreichung von Medikamenten unter Aufsicht der Pflegekräfte. Die in das EPD integrierten automatischen Erinnerungen sorgen dafür, dass geplante Pflegemaßnahmen wie die Einnahme von Medikamenten oder das Wechseln von Verbänden nicht vergessen werden, was ein **besseres Zeitmanagement** und eine reibungslosere Organisation der Pflegetätigkeiten gewährleistet. Außerdem kann der Pfleger seine Beobachtungen direkt in das EPD eingeben, was eine reibungslose und sofortige Weiterleitung der Informationen an die anderen Teammitglieder ermöglicht und so die Kontinuität der Pflege bei Schichtwechseln erleichtert.

Fernüberwachungssysteme sind ein weiterer wichtiger technologischer Fortschritt, der die Sicherheit und Qualität der Pflege verbessert. Diese Technologien, die häufig als **Fernüberwachung** oder **Fernmonitoring** bezeichnet werden, ermöglichen die Echtzeitüberwachung der Vitalfunktionen des Patienten, ohne dass eine ständige physische Präsenz am Krankenbett erforderlich ist. Beispielsweise messen Sensoren am Körper des Patienten kontinuierlich den Blutdruck, die Herzfrequenz, die Sauerstoffsättigung und die Temperatur. Diese Daten werden dann an eine zentrale Software übertragen, die das Pflegepersonal automatisch alarmiert, wenn Anomalien wie ein Abfall der Sauerstoffsättigung oder eine Beschleunigung des Herzrhythmus auftreten.

Für den Pfleger sind diese Systeme eine große Hilfe, da er **mehrere Patienten gleichzeitig überwachen** kann, ohne ständig in jedem Zimmer anwesend sein zu müssen. So bleibt mehr Zeit für andere Aufgaben, während gleichzeitig eine ständige Wachsamkeit gewährleistet ist. Wenn ein Alarm ausgelöst wird, kann der Pfleger schnell eingreifen oder das Problem der Krankenschwester oder dem Arzt melden, was die Reaktionsfähigkeit auf Notfälle erhöht. Diese Überwachungssysteme sind besonders nützlich für Hochrisikopatienten, wie z.B. Patienten auf der Intensivstation oder nach einer Operation, wo eine schnelle Verschlechterung des

Gesundheitszustands ohne unmittelbare Warnsignale eintreten kann. Mit Hilfe der Fernüberwachung kann das Pflegepersonal Komplikationen voraussehen und verhindern, bevor sie kritisch werden.

Zu den **Fernüberwachungstechnologien** gehören auch **Geolokalisierungsgeräte** für Patienten mit eingeschränkter Mobilität oder kognitiven Störungen, wie Alzheimer-Patienten. Diese Geräte ermöglichen es, die Bewegungen der Patienten innerhalb des Krankenhauses oder der Pflegeeinrichtung zu verfolgen und Warnungen zu erhalten, wenn sie die gesicherten Bereiche verlassen. Diese Art von Technologie trägt dazu bei, gefährdete Patienten zu schützen und ihnen gleichzeitig mehr Autonomie zu geben, da die Pflegekräfte sie nicht ständig überwachen müssen, sondern bei Bedarf schnell eingreifen können.

Ein weiterer Vorteil der Technologie für den Pfleger ist die Verwaltung von **Medikamenten und Behandlungen**. **Automatisierte Medikamentendispenser** sind in Gesundheitseinrichtungen immer häufiger anzutreffen. Diese Systeme stellen sicher, dass die richtige Dosis von Medikamenten zur richtigen Zeit an die richtige Person verabreicht wird, wodurch das Risiko menschlicher Fehler minimiert wird. Diese Geräte sind häufig mit elektronischen Patientenakten verbunden, so dass die Verabreichung von Medikamenten nachverfolgt werden kann und eine Warnung erfolgt, wenn Medikamente vergessen oder nicht eingenommen werden. Für den Pfleger bedeutet dies Zeitersparnis und erhöhte Sicherheit, da er die Behandlungsanweisungen befolgen kann, ohne direkt mit komplexen Rezepten umgehen zu müssen.

Schließlich kann die Verwaltung von Patientendaten mit Hilfe digitaler Technologien auch die logistischen Aspekte der Pflege optimieren. Beispielsweise sind die Systeme zur Verwaltung der **Bestände an medizinischen Geräten** oder Arzneimitteln häufig mit den Patientenakten und den Pflegeprotokollen verbunden. Dies ermöglicht es, zu melden, wenn ein Patient eine bestimmte

Behandlung oder ein bestimmtes Material benötigt, und das Team zu alarmieren, wenn die Ressourcen knapp werden. Diese automatische Verwaltung vermeidet Fehlbestände und stellt sicher, dass die für die Pflege notwendigen Ressourcen stets verfügbar sind.

Die Verwendung moderner medizinischer Geräte: Infusionspumpen, Vitalitätsmonitore usw.

Wie wichtig es ist, dass der Pfleger diese Geräte beherrscht, um die Qualität der Pflege zu optimieren.

Die Beherrschung der **technischen Geräte** durch den Krankenpfleger ist heute von entscheidender Bedeutung für die Optimierung der Pflegequalität im Gesundheitswesen. Mit dem Aufkommen digitaler Hilfsmittel wie **elektronische Patientenakten**, **Fernüberwachungssysteme** oder **automatische Medikamentendispenser** muss der Pfleger nicht nur technische Fähigkeiten entwickeln, sondern diese Geräte auch in seine tägliche Praxis integrieren, um eine effizientere, sicherere und patientenzentrierte Pflege zu gewährleisten.

Einer der Hauptgründe, warum **die** Beherrschung dieser Technologien von entscheidender Bedeutung ist, ist ihre Fähigkeit, **die Sicherheit der Gesundheitsversorgung** zu **verbessern**. Geräte wie die elektronische Patientenakte (EPA) ermöglichen es, medizinische Informationen zu zentralisieren und in Echtzeit zu aktualisieren, wodurch das Risiko von Fehlern aufgrund unvollständiger oder falsch interpretierter Übermittlungen verringert wird. Wenn der Pfleger das EPD beherrscht, kann er schnell auf wichtige Informationen wie Allergien, laufende Behandlungen oder frühere Beobachtungen zugreifen. Dies ermöglicht es ihm, seine Maßnahmen an die spezifischen Bedürfnisse des Patienten anzupassen. So kann er beispielsweise vor der Durchführung einer Pflege oder

Behandlung die Krankengeschichte des Patienten überprüfen, um sicherzustellen, dass es keine Kontraindikationen gibt, was die **Sicherheit des** Patienten erheblich verbessert.

Darüber hinaus trägt die Beherrschung der technischen Geräte zu einer **besseren Organisation der Pflege** bei. Die in den EPDs integrierten Managementsysteme ermöglichen es dem Pfleger, seine tägliche Arbeit reibungsloser und effizienter zu strukturieren. Er kann die für jeden Patienten zugewiesenen Aufgaben einsehen, den Fortschritt der Pflege verfolgen und sich an bevorstehende Maßnahmen erinnern lassen, sei es Hygiene, Überwachung der Vitalwerte oder Verabreichung von Medikamenten. Durch die Optimierung des Zeit- und Ressourcenmanagements ist der Pfleger in der Lage, jedem Patienten mehr Aufmerksamkeit zu widmen, ohne das Risiko von Verzögerungen oder Versäumnissen einzugehen. Diese **Zeitoptimierung ist** besonders wertvoll in Abteilungen mit hoher Arbeitsbelastung, in denen die Pflege genau zwischen den verschiedenen Gesundheitsfachkräften koordiniert werden muss.

Fernüberwachungssysteme wie Vitalparametermonitore bieten eine weitere Möglichkeit, die Pflege erheblich zu verbessern, vorausgesetzt, der Pfleger weiß, wie er sie effektiv einsetzen kann. Diese Systeme ermöglichen es, Parameter wie Blutdruck, Herzfrequenz oder Sauerstoffsättigung in Echtzeit zu überwachen und bei Anomalien eine Warnung zu erhalten. Wenn der Pfleger diese Systeme beherrscht, kann er mögliche Komplikationen vorhersehen und schnell reagieren, so dass sich der Zustand des Patienten nicht unbemerkt verschlechtert. Die Fähigkeit, mit Hilfe der Technologie **mehrere Patienten gleichzeitig** zu **überwachen**, erhöht die Wachsamkeit und ermöglicht eine schnellere Reaktion auf Probleme. Sie ermöglicht auch eine bessere Priorisierung der Maßnahmen, indem die Ressourcen dort konzentriert werden, wo sie am dringendsten benötigt werden.

Der Einsatz von **automatischen Medikamentenverteilern** ist ein weiterer Bereich, in dem die Beherrschung der Technologie durch den Pfleger direkt zur Qualität der Pflege beiträgt. Diese Geräte sorgen für eine sichere Verteilung der Medikamente, indem sie menschliche Fehler bei der Zubereitung der Dosen reduzieren. Für einen Pfleger bedeutet der richtige Umgang mit diesen Geräten, dass er sicherstellen kann, dass jeder Patient die richtige Dosis des Medikaments zur richtigen Zeit und entsprechend der ärztlichen Verordnung erhält. Die Beherrschung der Rückverfolgbarkeitssysteme, die in diese Geräte integriert sind, ermöglicht es auch, die Verabreichung von Medikamenten genau zu verfolgen und das Team zu alarmieren, wenn etwas vergessen wurde oder nicht stimmt. Dies trägt zur Verbesserung der **Arzneimittelsicherheit** bei, einem kritischen Punkt im Pflegemanagement, insbesondere bei Patienten mit schweren Krankheiten wie hämatologischen Erkrankungen, bei denen die Behandlungen oft komplex und potenziell toxisch sind.

Neben den organisatorischen und sicherheitsrelevanten Vorteilen fördert die Beherrschung der Technologie durch den Pflegehelfer auch eine **reibungslosere Kommunikation** zwischen den verschiedenen Mitgliedern des Pflegeteams. Durch die Verwendung digitaler Hilfsmittel zur Aufzeichnung von Beobachtungen oder zur Aktualisierung von Akten erleichtert der Pflegehelfer den Informationstransfer zwischen Krankenschwestern, Ärzten und anderen Beteiligten. Diese reibungslose Kommunikation ist für die Gewährleistung der **Kontinuität** der **Pflege**, insbesondere bei Teamwechseln, von entscheidender Bedeutung. Beispielsweise ermöglichen die im EPD erfassten Beobachtungen dem nachfolgenden Team, die Pflege ohne Informationsbruch zu übernehmen, was die Gefahr von Fehlern aufgrund unvollständiger mündlicher Übermittlungen oder Vergesslichkeit verringert. Die Zentralisierung der Daten ermöglicht es jedem Pfleger, eine **globale und kohärente Sicht** auf den Zustand des Patienten zu haben, was die Qualität und Genauigkeit der Interventionen erhöht.

Es ist auch wichtig zu betonen, dass die Beherrschung der Technologie es dem Pfleger ermöglicht, den Patienten besser zu betreuen und das **Vertrauensverhältnis zu** stärken. Wenn die Technologien richtig eingesetzt werden, schaffen sie mehr Zeit und reduzieren Fehler, so dass sich der Pfleger mehr auf die menschlichen Aspekte der Pflege konzentrieren kann, wie Zuhören, Einfühlungsvermögen und psychologische Betreuung. Darüber hinaus kann der Pfleger, wenn er die digitalen Geräte beherrscht, dem Patienten erklären, wie die Technologien funktionieren, die bei seiner Pflege eingesetzt werden, was wiederum zur Beruhigung des Patienten beiträgt. Wenn ein Patient z.B. sieht, dass seine Vitalfunktionen mit Hilfe von Sensoren kontinuierlich überwacht werden, kann der Pfleger ihm den Vorgang erklären und seine Fragen beantworten und ihm so neben der medizinischen Überwachung auch **emotionale Unterstützung** bieten.

Schließlich ist eine **kontinuierliche Fortbildung** unerlässlich, um die Pflegekräfte in die Lage zu versetzen, diese sich ständig weiterentwickelnden technologischen Werkzeuge vollständig zu beherrschen. Die Innovationen im Bereich der digitalen Gesundheitsfürsorge entwickeln sich schnell und es ist wichtig, dass der Pfleger regelmäßig geschult wird, um sich über neue Funktionen, System-Updates und neue Praktiken des Pflegemanagements auf dem Laufenden zu halten. Diese Schulungen verbessern nicht nur die Effizienz der Pflegekraft, sondern tragen auch zur Aufrechterhaltung eines hohen Niveaus an **Sicherheit und Qualität der Pflege bei**, indem sie sicherstellen, dass die Technologien optimal und in Übereinstimmung mit den Sicherheitsprotokollen eingesetzt werden.

Weiterbildung und die notwendige Anpassung an den technologischen Wandel
Wie man mit neuen Technologien Schritt halten kann und wie wichtig Fortbildungen in diesem Bereich sind.

In einem sich ständig verändernden medizinischen Umfeld ist es für Pflegekräfte von entscheidender Bedeutung, sich über die **neuen Technologien**, die das Gesundheitswesen verändern, **auf** dem Laufenden zu halten. Diese technologischen Fortschritte, von digitalen Pflegemanagement-Tools über Überwachungsgeräte bis hin zu Innovationen in der Telemedizin, bringen erhebliche Vorteile in Bezug auf Sicherheit, Effizienz und Qualität der Pflege mit sich. Um jedoch den vollen Nutzen aus diesen Innovationen zu ziehen, ist es unerlässlich, dass Pflegekräfte sich regelmäßig fortbilden und eine aktive technologische Kultur entwickeln.

Um über neue Technologien auf dem Laufenden zu bleiben, ist eine **regelmäßige** und proaktive **Überwachung** erforderlich. Das Gesundheitswesen ist einem raschen Wandel unterworfen, mit der Einführung neuer Technologien, die die Patientenversorgung verbessern, bestimmte Aufgaben automatisieren und Fehler reduzieren sollen. Pflegekräfte können diese Entwicklungen verfolgen, indem sie Zugang zu spezialisierten Informationsquellen wie **medizinischen Zeitschriften**, **Fachzeitschriften** für **Gesundheitstechnologie** oder **Konferenzen** und **Seminaren** über technologische Innovationen im Pflegebereich erhalten. Die Teilnahme an solchen Veranstaltungen bietet nicht nur die Möglichkeit, sich über die neuesten Entwicklungen zu informieren, sondern auch die Gelegenheit, andere Fachleute zu treffen, Erfahrungen auszutauschen und bewährte Verfahren zu diskutieren.

Fortlaufende Schulungen sind das Herzstück der Strategie, um mit diesen Innovationen Schritt zu halten. In einem Kontext, in dem sich die digitalen Werkzeuge schnell erneuern, ist die Teilnahme an spezifischen Schulungen unerlässlich, um die Funktionsweise der neuen Technologien zu verstehen und sie in die tägliche Praxis integrieren zu können. Diese Schulungen können von den Gesundheitseinrichtungen selbst angeboten werden, in Form von **internen Schulungen**, in denen die neuen Geräte von spezialisierten Ausbildern erklärt und demonstriert werden. Das Pflegepersonal kann sich so mit den Technologien vertraut machen, bevor sie auf den Stationen eingeführt werden, wodurch Anwendungsfehler oder Zeitverlust bei den ersten Versuchen vermieden werden.

Darüber hinaus spielen **Online-Plattformen** eine immer wichtigere Rolle bei der Weiterbildung von Pflegekräften. Mit Hilfe von E-Learning-Tools können Pflegekräfte in ihrem eigenen Tempo Fernschulungsmodule zu verschiedenen Themen wie der Verwaltung von elektronischen Patientenakten (EPD), der Verwendung von vernetzten Überwachungsgeräten oder den Fortschritten im Bereich der Telemedizin abrufen. Diese Plattformen bieten häufig Zertifizierungen an, die die erworbenen Kompetenzen bestätigen und zur kontinuierlichen beruflichen Entwicklung beitragen. Durch die regelmäßige Teilnahme an diesen Schulungen bleiben die Pflegehelfer auf dem neuesten Stand und können Innovationen schnell in ihre Praxis integrieren.

Einer der größten Vorteile der Weiterbildung in neuen Technologien ist die Fähigkeit, **auf die sich ändernden Bedürfnisse der Patienten** zu **reagieren** und **die Qualität der Pflege** zu **verbessern**. Beispielsweise ermöglicht die Einführung von Telemonitoring den Pflegekräften, die Vitalwerte der Patienten aus der Ferne zu überwachen, was die Notwendigkeit ständiger Besuche im Zimmer verringert und die Aufmerksamkeit auf die Patienten lenkt, die am meisten sofortige Pflege benötigen. Ebenso erleichtert die Beherrschung von EPDs das Pflegemanagement, indem sie einen sofortigen und sicheren Zugriff auf medizinische Informationen ermöglicht und so das Risiko von Fehlern aufgrund schlechter Kommunikation oder unvollständiger Aufzeichnungen beseitigt. Ohne eine regelmäßige Schulung in diesen Werkzeugen könnten die Pflegekräfte mit der Geschwindigkeit der technologischen Veränderungen überfordert sein, was die Qualität der Patientenversorgung beeinträchtigen würde.

Zusätzlich zu den praktischen Vorteilen, die sich aus dem **Wissen** um die neuesten Technologien ergeben, können Pflegehelfer **mehr Vertrauen** in ihre Arbeit **gewinnen**. Die Technologie wird, wenn sie gut beherrscht wird, zu einem mächtigen Verbündeten, der es ermöglicht, effizienter und entspannter zu arbeiten. Sie reduziert auch die mit der Pflege verbundene mentale Belastung, indem sie bestimmte Aufgaben automatisiert oder die Datenverwaltung erleichtert. Dies spart Zeit und gibt dem Pfleger mehr Ruhe, so dass er sich auf die zwischenmenschlichen Aspekte seiner Arbeit konzentrieren kann.

Es ist auch wichtig zu verstehen, dass die Weiterbildung zu Technologien sich nicht auf den technischen Aspekt beschränken darf, sondern auch Überlegungen zu den **ethischen Auswirkungen** und zur **Datensicherheit** beinhalten muss. Der Einsatz von Technologien wie EPDs und Überwachungssystemen beinhaltet den Umgang mit sensiblen medizinischen Informationen. Das Pflegepersonal muss daher nicht nur im Umgang mit diesen Technologien geschult werden, sondern auch im Schutz der **Privatsphäre** der **Patienten** und in der Einhaltung von Sicherheitsprotokollen, um das Risiko eines Datenverlustes oder -missbrauchs zu vermeiden. So wird sichergestellt, dass die Technologie ein Werkzeug im Dienste des Patienten bleibt und nicht die menschliche Interaktion ersetzt, die für das psychologische Wohlbefinden des Patienten unerlässlich ist.

Die **Zusammenarbeit mit anderen Gesundheitsfachkräften** ist ebenfalls von entscheidender Bedeutung, um über Innovationen auf dem Laufenden zu bleiben. Durch die enge Zusammenarbeit mit Krankenpflegern, Ärzten, Gesundheitstechnikern und biomedizinischen Ingenieuren können Pflegehelfer nicht nur direkt von den Erfahrungen ihrer Kollegen lernen, sondern auch ihre eigenen Beobachtungen und Bedenken hinsichtlich des täglichen Einsatzes von Technologien mitteilen. Durch diesen Austausch wird eine **kollektive Lernkultur** geschaffen, in der neue Praktiken diskutiert, verfeinert und schrittweise integriert werden.

Schließlich ist es wichtig, dass das Pflegepersonal dazu ermutigt wird, **eine proaktive Haltung** gegenüber neuen Technologien **einzunehmen**. Die Erwartung einer offiziellen Ausbildung sollte das persönliche Interesse und die Neugier an neuen Technologien nicht bremsen. Pfleger können die Initiative ergreifen, um digitale Hilfsmittel zu testen, Fragen an erfahrenere Kollegen zu stellen oder sogar zusätzliche Schulungen zu beantragen, wenn sie das Gefühl haben, dass eine Technologie ihre Effizienz oder ihren Arbeitskomfort verbessern könnte.

Kapitel 9

Die Behandlung von Patienten mit seltenen Krankheiten in der Hämatologie

Einführung in seltene hämatologische Erkrankungen: Sichelzellenanämie, Knochenmarksaplasien, etc.

Vorstellung der wichtigsten seltenen Erkrankungen, ihrer Merkmale und der Besonderheiten ihrer Behandlung.

Seltene Krankheiten sind **Erkrankungen**, die einen geringen Prozentsatz der Bevölkerung betreffen und in der Regel so definiert werden, dass weniger als einer von 2.000 Menschen betroffen ist. Obwohl sie einzeln selten sind, wird geschätzt, dass es zwischen 6.000 und 8.000 seltene Krankheiten gibt, die zusammen Millionen von Menschen auf der Welt betreffen. Diese Krankheiten, die häufig genetisch bedingt sind, zeichnen sich durch eine extreme klinische Vielfalt, komplexe Symptome und oftmals lange und schwierige Behandlungswege aus. Die Behandlung dieser Krankheiten stellt besondere Herausforderungen dar, da nur wenige Kenntnisse und Behandlungen zur Verfügung stehen und ein multidisziplinärer und hochspezialisierter Ansatz erforderlich ist.

Unter den seltenen Krankheiten sind einige besonders gut bekannt und zeigen die Herausforderungen, die diese Krankheiten mit sich bringen. **Mukoviszidose** zum Beispiel ist eine seltene genetische Erkrankung, die hauptsächlich die Atemwege und den Verdauungstrakt betrifft. Sie führt zu einer abnormalen Produktion von zähem Schleim, der die Bronchien und die Kanäle der Bauchspeicheldrüse verstopft. Die Patienten leiden unter chronischem Husten, häufigen Lungeninfektionen und einer schlechten Nährstoffabsorption. Die Behandlung der Mukoviszidose beruht auf einer multidisziplinären Behandlung mit Antibiotika gegen Infektionen, Physiotherapie der Atemwege, um die Entfernung des Schleims zu erleichtern, und Pankreasenzymen zur Verbesserung der Verdauung. Die Behandlung ist langwierig und anspruchsvoll und erfordert eine regelmäßige Überwachung, um schwere Komplikationen wie Ateminsuffizienz zu vermeiden.

Eine weitere seltene Krankheit ist die **Duchenne-Myopathie**, eine Muskeldystrophie, die hauptsächlich Jungen betrifft. Diese genetische Erkrankung führt zu einer fortschreitenden Degeneration der Skelett-, Herz- und Atemmuskeln. Die ersten Symptome treten gewöhnlich in der Kindheit auf, mit einer Muskelschwäche, die allmählich zu einem Verlust der Gehfähigkeit und einer Beeinträchtigung der Atem- und Herzmuskeln führt. Die Behandlung der Duchenne-Myopathie umfasst medikamentöse Behandlungen, um das Fortschreiten der Krankheit zu verlangsamen (z.b. Kortikosteroide), Physiotherapie zur Erhaltung der Mobilität und chirurgische Eingriffe zur Behandlung orthopädischer Komplikationen. Eine spezielle Atmungspflege ist ebenfalls wichtig, wenn die Krankheit fortschreitet.

Eine weitere Gruppe **seltener Erkrankungen** sind **seltene Stoffwechselerkrankungen** wie Morbus Fabry oder Phenylketonurie (PKU). **Morbus Fabry** ist eine erbliche Erkrankung, die auf eine Anhäufung bestimmter Lipide in den Zellen zurückzuführen ist, wodurch die Blutgefäße, die Nieren, das Herz und das Nervensystem geschädigt werden. Zu den Symptomen gehören neuropathische Schmerzen, Nieren- und Herzschäden sowie Schlaganfälle. Die Behandlung basiert auf einer Enzymersatztherapie, bei der das fehlende Enzym ersetzt wird, um die Ansammlung von Lipiden zu verhindern und das Fortschreiten der Krankheit zu verlangsamen. Die Phenylketonurie ist eine genetische Erkrankung, bei der die Aminosäure Phenylalanin nicht verstoffwechselt werden kann, was zu einer toxischen Anhäufung im Körper führt. Die Behandlung basiert auf einer streng kontrollierten phenylalaninarmen Diät, um schwere neurologische Schäden zu vermeiden.

Seltene Krebserkrankungen sind zwar seltener als die häufigeren Formen wie Brust- oder Lungenkrebs, stellen jedoch ähnliche Herausforderungen an Diagnose und Behandlung. Das **Ewing-Sarkom** beispielsweise ist ein seltener Knochentumor, der vor allem bei Kindern und jungen Erwachsenen auftritt. Er äußert sich durch Knochenschmerzen und eine Schwellung um den Tumor herum. Die Diagnose dieser seltenen Krebsarten kann sich verzögern, da die anfänglichen Symptome oft vage sind oder auf harmlosere Ursachen wie kleinere Traumata zurückgeführt werden. Die Behandlung des Ewing-Sarkoms basiert auf einer Kombination aus Chemotherapie, Strahlentherapie und Chirurgie, erfordert jedoch häufig spezielle Fachkenntnisse in spezialisierten Zentren für pädiatrische Onkologie.

Die **spinale Muskelatrophie** ist eine weitere seltene Krankheit, die ein gutes Beispiel für die Herausforderungen bei der Behandlung darstellt. Es handelt sich um eine neurodegenerative genetische Erkrankung, die die für die Steuerung der Muskeln verantwortlichen Motoneuronen beeinträchtigt. Die Krankheit führt zu einer progressiven Muskelatrophie, die die Atmung, das Schlucken und die Mobilität beeinträchtigt. Die Behandlung ist komplex und multidisziplinär und umfasst eine Atmungspflege, Physiotherapie zur Erhaltung der Muskelfunktion und eine unterstützende Ernährungsbehandlung. In jüngster Zeit haben neue innovative Behandlungsmethoden wie die Gentherapie den Patienten mit spinaler Muskelatrophie große Hoffnung gegeben, da sie den Verlauf der Krankheit verändern können.

Seltene hämatologische Erkrankungen wie die **kongenitale amegakaryozytäre Thrombozytopenie** oder die **Fanconi-Anämie** sind ebenfalls Beispiele für **seltene** Erkrankungen, die eine spezialisierte Behandlung erfordern. Die Fanconi-Anämie ist eine genetische Erkrankung, die durch ein progressives Versagen des Knochenmarks gekennzeichnet ist, das für die Produktion von Blutzellen verantwortlich ist. Die Patienten sind gefährdet, in einem frühen Alter an Leukämie oder anderen Krebsarten zu erkranken. Die Behandlung umfasst häufig Knochenmarktransplantationen und eine strenge Überwachung, um Infektionen zu verhindern und hämatologische Komplikationen zu behandeln. Aufgrund der genetischen Natur dieser Krankheiten spielen genetische Beratung und Familienscreenings eine Schlüsselrolle bei der Behandlung.

Die Besonderheit der Pflege bei seltenen Krankheiten liegt in ihrer Komplexität und der Tatsache, dass sie oft eine

multidisziplinäre Pflege erfordern, an der Spezialisten aus verschiedenen Bereichen beteiligt sind. Die Seltenheit dieser Krankheiten bedeutet auch, dass viele Pflegekräfte möglicherweise nicht mit den spezifischen Symptomen oder Behandlungsprotokollen vertraut sind. Dies erfordert eine ständige Weiterbildung und eine enge Koordination zwischen den Pflegeteams, die häufig in Referenzzentren für seltene Krankheiten stattfinden. In diesen Zentren arbeiten multidisziplinäre Teams, die in der Lage sind, spezialisierte Pflege anzubieten und Zugang zu innovativen oder experimentellen Behandlungen im Rahmen von **klinischen Forschungsprotokollen** zu gewähren.

Eine weitere Herausforderung ist der **Zugang zu Behandlungen**. Bei den Medikamenten zur Behandlung seltener Krankheiten handelt es sich oft um **Orphan Drugs**, die speziell für eine kleine Bevölkerungsgruppe entwickelt wurden, was den Zugang zu ihnen aufgrund der hohen Kosten oder der begrenzten Verfügbarkeit erschweren kann. Patienten mit seltenen Krankheiten können auch Schwierigkeiten haben, eine schnelle Diagnose zu erhalten, weil die Symptome selten sind oder das Wissen über die Krankheit fehlt. Dies führt häufig zu einer diagnostischen Irrfahrt, bei der es im Durchschnitt mehrere Jahre dauert, bis die Krankheit erkannt wird.

Die spezifische Betreuung von Patienten mit diesen Krankheiten.
Die besonderen Bedürfnisse dieser Patienten in Bezug auf Hygiene, Ernährung und psychologische Betreuung.

Patienten mit **seltenen Krankheiten** haben aufgrund der Komplexität und Schwere ihrer **Erkrankungen** besondere Bedürfnisse in Bezug auf Hygiene, Ernährung und psychologische Betreuung. Diese Bedürfnisse variieren je nach den spezifischen Symptomen jeder Krankheit, dem Verlauf des Zustands und den erhaltenen Behandlungen, erfordern aber immer eine individuelle und multidisziplinäre Betreuung. Dabei geht es nicht nur um die Gewährleistung eines optimalen körperlichen Komforts, sondern auch um die Berücksichtigung der emotionalen und psychologischen Aspekte, die durch die Krankheit oft tiefgreifend beeinträchtigt werden.

Hygienische Pflege

Die **Hygieneversorgung** von Patienten mit seltenen Krankheiten kann aufgrund der körperlichen Beeinträchtigungen oder invasiven Behandlungen, denen sie unterzogen werden, besonders komplex sein. Beispielsweise führen einige Krankheiten, wie Muskeldystrophien (wie die Duchenne-Myopathie) oder neurodegenerative Erkrankungen (wie die spinale Amyotrophie), zu einem allmählichen Verlust der Mobilität. Diese Patienten benötigen oft volle Unterstützung bei der Hygiene, einschließlich der Körperpflege, dem Wundmanagement und der Vermeidung von Hautkomplikationen wie Dekubitus.

Für diese Patienten ist die tägliche Hygiene von größter Bedeutung, nicht nur für ihr Wohlbefinden, sondern auch zur Vermeidung von Infektionen, die aufgrund des empfindlichen Zustands der Patienten schwerwiegende Folgen haben können. Das Pflegepersonal muss besonders auf den Zustand der Haut achten, sicherstellen, dass sie gut mit Feuchtigkeit versorgt ist und längeren Druck auf bestimmte Körperteile vermeiden. Die Verwendung von speziellen Materialien, wie z.B. Antidekubituskissen, ist oft notwendig, um Komplikationen im Zusammenhang mit Immobilität zu verhindern.

Bei seltenen Atemwegserkrankungen, wie z.B. **Mukoviszidose**, umfasst die Hygiene auch spezielle Maßnahmen zur Pflege der Atemwege. Dazu gehört auch eine regelmäßige Physiotherapie der Atemwege, um die mit Schleim verstopften Bronchien zu befreien. Dazu gehören häufiges Händewaschen, das Tragen von

Masken in bestimmten Situationen und die Desinfektion von medizinischen Geräten wie Inhalatoren oder Beatmungsgeräten.

Ernährungsbedürfnisse

Die **Ernährungsbedürfnisse** von Patienten mit seltenen Krankheiten sind je nach Krankheit unterschiedlich, aber häufig sind spezielle Diäten erforderlich, um die mit der Krankheit verbundenen metabolischen Ungleichgewichte oder Verdauungsstörungen auszugleichen. Bei einigen seltenen Stoffwechselerkrankungen, wie **Phenylketonurie** oder **Morbus Fabry**, ist das Ernährungsmanagement eine Schlüsselkomponente der Behandlung. Patienten mit Phenylketonurie müssen beispielsweise eine Diät einhalten, die extrem arm an Phenylalanin ist, einer Aminosäure, die der Körper nicht verstoffwechseln kann. Ohne ein solches striktes Management können irreversible neurologische Schäden auftreten. Das Pflegepersonal muss geschult werden, um diese komplexen Diäten zu verstehen und sicherzustellen, dass die Patienten und ihre Familien die Ernährungsempfehlungen befolgen.

Bei seltenen Krankheiten, die die Verdauungsfunktionen beeinträchtigen, wie z.B. **Mukoviszidose**, können Nahrungsergänzungsmittel erforderlich sein, um die Malabsorption von Nährstoffen zu kompensieren. Patienten mit Mukoviszidose benötigen häufig Enzymergänzungen, um die Verdauung von Fetten und Proteinen zu unterstützen, sowie eine erhöhte Kalorienzufuhr, um den Energieverlust aufgrund chronischer Entzündungen und Infektionen auszugleichen. Oft werden hochkalorische, nährstoffreiche Diäten verschrieben, um den Patienten zu helfen, ein angemessenes Körpergewicht zu halten, das für ihre Fähigkeit, Infektionen zu bekämpfen und Behandlungen zu tolerieren, von entscheidender Bedeutung ist.

Andererseits können Patienten mit **Myopathien** oder anderen neuromuskulären Erkrankungen, die allmählich die Fähigkeit verlieren, sich selbst zu ernähren, eine invasivere **Ernährungsunterstützung** benötigen, wie z.B. die Ernährung über eine Magensonde (Gastrostomie) oder in schweren Fällen über eine intravenöse Infusion. Diese Behandlung erfordert eine sorgfältige tägliche Überwachung, da Komplikationen auftreten können, wie Infektionen um die Gastrostomievorrichtungen oder Schwierigkeiten bei der Aufrechterhaltung eines angemessenen Elektrolytgleichgewichts.

Psychologische Begleitung

Die **psychologische Betreuung** von Patienten mit seltenen Krankheiten ist ein unverzichtbarer Bestandteil der Gesamtbehandlung. Diese Patienten und ihre Familien machen oft eine zutiefst destabilisierende Erfahrung, die von der Unsicherheit der Diagnose, der Komplexität der Behandlung und manchmal von einer medizinischen Irrfahrt bis zu einer angemessenen Behandlung geprägt ist. Der Umgang mit den Emotionen, die mit der Seltenheit und Schwere dieser Krankheiten einhergehen, kann sowohl bei den Patienten als auch bei ihren Angehörigen zu einem Gefühl der Isolation, Angst und Hilflosigkeit führen.

Kinder mit seltenen Krankheiten wie Duchenne-Myopathie oder spinaler Muskelatrophie stehen vor besonderen psychologischen Herausforderungen, insbesondere im Hinblick auf die Akzeptanz der zunehmenden körperlichen Einschränkungen und die soziale Integration. Die psychologische Betreuung muss so gestaltet sein, dass sie dem Kind hilft, seine Krankheit zu verstehen, die notwendigen Anpassungen im Alltag zu akzeptieren und ein möglichst normales Schul- und Sozialleben aufrechtzuerhalten. Die psychologische Unterstützung kann Einzelsitzungen mit einem Psychologen umfassen, aber auch Gruppenkonzepte, die es den Kindern ermöglichen, ihre Erfahrungen mit anderen Jugendlichen in ähnlichen Situationen zu teilen.

Jugendliche und junge Erwachsene mit seltenen Krankheiten können auch mit Identitätskrisen konfrontiert werden, da sie ihren

Wunsch nach Autonomie mit der Realität einer Krankheit, die erhebliche Einschränkungen mit sich bringt, in Einklang bringen müssen. Die Übergänge zum Erwachsenenalter, insbesondere in Bezug auf Bildung, Beschäftigung und zwischenmenschliche Beziehungen, können besonders komplex sein. Eine angemessene psychologische Unterstützung in dieser Lebensphase ist entscheidend, um den Betroffenen zu helfen, sich auf die Zukunft vorzubereiten und gleichzeitig die medizinischen Herausforderungen zu bewältigen.

Für **Erwachsene** mit seltenen Krankheiten hat die psychologische Unterstützung oft eine existenzielle Dimension, die mit der ungewissen Prognose und der zunehmenden Abhängigkeit von anderen Menschen zusammenhängt. Die Patienten können sich isoliert fühlen, zumal ihre Krankheit selbst in medizinischen Kreisen wenig bekannt ist. Eine regelmäßige psychologische Betreuung durch Fachkräfte, die im Umgang mit seltenen Krankheiten geschult sind, ist unerlässlich, um diesen Patienten zu helfen, die Gefühle von Angst, Frustration oder Depression zu überwinden, die sich aus der Krankheit ergeben können.

Schließlich dürfen die psychologischen Auswirkungen seltener Krankheiten auf die **Familien** nicht vernachlässigt werden. Eltern von Kindern mit seltenen Krankheiten sind oft mit einer enormen emotionalen Belastung konfrontiert, da sie mit der komplexen Pflege, dem Behandlungsmanagement und der Suche nach Informationen jonglieren müssen, die manchmal schwer zu bekommen sind. Psychologische Unterstützung für die Familie, einschließlich Selbsthilfegruppen und Gesprächsgruppen, kann Erschöpfung vorbeugen und die Lebensqualität der Familie verbessern. Den Eltern einen Raum für Gespräche zu bieten, in dem sie ihre Ängste, Frustrationen und Hoffnungen mitteilen können, trägt dazu bei, die emotionale Belastung zu verringern, die häufig mit diesen Krankheiten einhergeht.

Die Herausforderungen der Forschung und innovativer Behandlungen bei seltenen Krankheiten.
Therapeutische Fortschritte und Herausforderungen bei der Behandlung dieser Krankheiten, insbesondere im Rahmen von klinischen Versuchen.

Seltene Krankheiten stellen besondere Herausforderungen an die Behandlung, vor allem wegen des Mangels an verfügbaren Behandlungen und der begrenzten Anzahl an klinischen Studien für diese Krankheiten. In den letzten Jahrzehnten wurden jedoch **bedeutende therapeutische Fortschritte** erzielt, insbesondere dank der Fortschritte in der Genetik, der Biotechnologie und der zunehmenden Anerkennung der Bedeutung seltener Krankheiten in der medizinischen Forschung. Diese Fortschritte haben zu einem besseren Verständnis der Mechanismen geführt, die einigen dieser Krankheiten zugrunde liegen, und damit den Weg für innovative Behandlungsmethoden wie **Gentherapien**, **gezielte Therapien** und **Medikamente** für **seltene** Erkrankungen **geebnet**. Die Behandlung dieser Krankheiten ist jedoch nach wie vor komplex und mit großen Herausforderungen verbunden, insbesondere was den Zugang zu Behandlungen und die Teilnahme an klinischen Studien betrifft.

Therapeutische Fortschritte

Zu den bemerkenswertesten Fortschritten gehört die **Gentherapie**, die eine Revolution bei der Behandlung bestimmter seltener Krankheiten darstellt. Bei diesem Ansatz wird ein defektes Gen in die Zellen eines Patienten eingeführt, ersetzt oder korrigiert, um die Krankheit an ihrem Ursprung zu behandeln oder zu heilen. Ein emblematisches Beispiel ist die Behandlung der **spinalen Amyotrophie** durch eine innovative Gentherapie. Für diese neurodegenerative Krankheit, die eine Degeneration der Motoneuronen und eine progressive Muskelatrophie verursacht, gab es in der Vergangenheit nur wenige wirksame Behandlungsmöglichkeiten. Die Einführung einer Gentherapie hat bei einigen jungen Patienten zu einer Verbesserung der Lebenserwartung und der Lebensqualität geführt, da das

Fortschreiten der Krankheit stabilisiert oder verlangsamt werden konnte. Diese Art der Behandlung ist zwar vielversprechend, aber immer noch teuer und komplex in der Durchführung und nur in spezialisierten Referenzzentren verfügbar.

Ein weiterer Bereich, in dem Fortschritte erzielt werden, ist die Entwicklung von **Arzneimitteln** für **seltene** Krankheiten (**Orphan** Drugs). Diese Medikamente werden speziell für die Behandlung seltener Krankheiten entwickelt und sind oft das Ergebnis intensiver biotechnologischer Forschung. Aufgrund der geringen Zahl der betroffenen Patienten ist die Entwicklung dieser Behandlungen für die Pharmaunternehmen oft unrentabel, weshalb Anreize wie Zuschüsse und Steuervergünstigungen erforderlich sind, um die Forschung in diesem Bereich zu fördern. Dank dieser Bemühungen wurden mehrere innovative Behandlungen entwickelt, insbesondere für Krankheiten wie **Mukoviszidose,** wo Medikamente, die auf die spezifischen genetischen Mutationen der Krankheit abzielen, die Lebensqualität und das Überleben der Patienten erheblich verbessert haben.

Gezielte Therapien, die auf spezifische Anomalien auf zellulärer oder molekularer Ebene abzielen, stellen auch einen großen Fortschritt **bei** der Behandlung seltener Krebsarten wie dem **Ewing-Sarkom** oder bestimmten seltenen Leukämiearten dar. Diese Behandlungen ermöglichen es, die Krebszellen direkt anzugreifen und gleichzeitig gesunde Zellen zu erhalten, wodurch die Nebenwirkungen verringert und die Wirksamkeit der Behandlung verbessert werden. Ihre Entwicklung ist jedoch langwierig und kostspielig, und ihr Zugang kann durch die Verfügbarkeit von Behandlungen in einigen Ländern oder durch hohe Kosten eingeschränkt sein.

Herausforderungen im Zusammenhang mit dem Gesundheitswesen

Trotz dieser Fortschritte bleibt die Behandlung seltener Krankheiten eine **große Herausforderung**. Eine der größten

Schwierigkeiten ist die **Diagnose** dieser Krankheiten. Aufgrund der Seltenheit der Krankheiten ist es nicht ungewöhnlich, dass die Patienten eine lange Zeit der medizinischen Irrfahrt durchlaufen, bevor sie eine genaue Diagnose erhalten. Diese oft jahrelange Irrfahrt ist eine Quelle der Frustration und des Leidens sowohl für die Patienten als auch für ihre Familien. Darüber hinaus sind viele Allgemein- und Fachärzte nicht mit diesen seltenen Krankheiten vertraut, was den Zugang zu einer angemessenen Behandlung weiter verzögert.

Ein weiteres Hindernis ist der **Mangel an verfügbaren Behandlungsmöglichkeiten**. Obwohl mit Gentherapien und Orphan Drugs Fortschritte erzielt wurden, gibt es für viele seltene Krankheiten noch immer keine Heilung und die Behandlung bleibt im Wesentlichen symptomatisch. Dies bedeutet, dass die Patienten oftmals eine schwere Behandlung zur Symptombekämpfung benötigen, ohne Hoffnung auf Heilung. Für einige Patienten ist der Zugang zu den verfügbaren Therapien auch aufgrund ihrer prohibitiven Kosten begrenzt. Innovative Therapien wie Gentherapien können Hunderttausende von Euro kosten und die Gesundheitssysteme in einigen Ländern sind nicht immer in der Lage, diese Kosten zu tragen.

Eine weitere große Herausforderung ist der **Zugang zu klinischen Studien**. Klinische Studien spielen eine entscheidende Rolle bei der Entwicklung neuer Behandlungsmethoden für seltene Krankheiten, aber die Teilnahme an solchen Studien ist oft schwierig. Aufgrund der Seltenheit der Krankheiten kann die Rekrutierung von Patienten für die Studien langwierig und komplex sein. Darüber hinaus werden klinische Studien häufig in spezialisierten Zentren durchgeführt, was für die Patienten und ihre Familien einen großen Reiseaufwand bedeuten kann. Diese geografische und logistische Einschränkung kann ein erhebliches Hindernis für die Teilnahme darstellen, zumal Patienten mit seltenen Krankheiten oft in einem schlechten Gesundheitszustand sind, was die Reise erschwert. Der Zugang zu klinischen Studien kann auch in den verschiedenen Regionen der Welt ungleich sein, was die Ungleichheiten in der Gesundheitsversorgung noch weiter verschärft.

Strenge regulatorische Standards und fehlende Finanzierung sind ebenfalls Hindernisse für die Durchführung von klinischen Studien für seltene Krankheiten. Pharmazeutische Unternehmen sind manchmal nicht bereit, trotz bestehender Anreize in kostspielige Studien für einen begrenzten Markt zu investieren. Darüber hinaus erfordern klinische Studien zu seltenen Krankheiten häufig einen personalisierten Ansatz mit sehr kleinen Patientenkohorten, was das Design der Studie erschweren und ihre Dauer verlängern kann. Die Patienten müssen manchmal lange warten, bis die Studien verfügbar sind, und die Zulassungskriterien können Patienten aufgrund ihres Krankheitsstadiums oder anderer Merkmale ausschließen.

Lösungen zur Verbesserung der Versorgung

Angesichts dieser Herausforderungen entstehen allmählich Lösungen. **Europäische** und internationale **Referenznetze** für seltene Krankheiten, wie z.B. die **Referenzzentren für seltene Krankheiten,** spielen eine entscheidende Rolle bei der Verbesserung der Patientenversorgung. Diese Zentren ermöglichen die Bündelung von medizinischem und wissenschaftlichem Fachwissen in speziellen Einrichtungen und bieten den Patienten Zugang zu multidisziplinären Teams, die auf ihre Krankheit spezialisiert sind. Diese Netzwerke erleichtern auch den Zugang zu klinischen Studien und innovativen Behandlungsmethoden und fördern die internationale Forschungszusammenarbeit.

Die Verbesserung des **Neugeborenenscreenings** auf bestimmte seltene Krankheiten ist ebenfalls ein wichtiger Fortschritt. Dank früher Gentests können bestimmte Erkrankungen nun bei der Geburt festgestellt werden, was eine sofortige und präventive Behandlung ermöglicht. Diese Art von Screening wird bereits für bestimmte Krankheiten wie **Mukoviszidose** oder bestimmte **Stoffwechselerkrankungen** durchgeführt, und ihre Ausweitung könnte die Prognose vieler anderer seltener Krankheiten erheblich verbessern.

Kapitel 10

Ernährung und die Bedeutung der diätetischen Pflege in der Hämatologie

Die Auswirkungen der hämatologischen Behandlung auf den Ernährungszustand der Patienten.
Die Nebenwirkungen der Behandlung (Appetitlosigkeit, Mukositis, Übelkeit) und ihre Auswirkungen auf die Ernährung.

Nebenwirkungen bei der Behandlung schwerer Krankheiten, insbesondere bei Chemo-, Strahlen- und Immuntherapien, können erhebliche Auswirkungen auf den Ernährungszustand der Patienten haben. Zu den häufigsten Nebenwirkungen gehören **Appetitlosigkeit**, **Mukositis** (Entzündung und Geschwürbildung der Schleimhäute des Mundes und des Verdauungstraktes) und **Übelkeit**. Diese Symptome sind zwar oft unvermeidlich, müssen aber sorgfältig behandelt werden, da sie zu schwerer Unterernährung führen können, die die Fähigkeit des Patienten, die Behandlung zu tolerieren und seine Kräfte zu erhalten, beeinträchtigt.

Appetitlosigkeit

Appetitlosigkeit oder Anorexie ist eine der häufigsten Nebenwirkungen von Krebstherapien und anderen schweren Behandlungen. Chemo- und Strahlentherapien können den Geschmack von Lebensmitteln verändern, Ekelgefühle auslösen oder einfach die Lust auf Essen aufgrund der allgemeinen Müdigkeit des Patienten verringern. Die Veränderungen im Stoffwechsel, die häufig durch diese Behandlungen hervorgerufen werden, können ebenfalls eine Rolle bei der Appetitlosigkeit spielen. Bei einigen Patienten kann sogar der Geruch oder der Anblick von Lebensmitteln Übelkeit hervorrufen, was das Essen extrem erschwert.

Die **direkte Folge dieser Appetitlosigkeit** ist eine geringere Kalorienaufnahme, was oft zu einem ungewollten Gewichtsverlust führt. Der Verlust von Energie und Nährstoffen schwächt den Körper, verlangsamt die Heilung des Gewebes und verringert die Toleranz gegenüber der Behandlung. Um diesem Appetitverlust entgegenzuwirken, ist es wichtig, die Mahlzeiten an die Toleranz des Patienten anzupassen, indem kalorien- und proteinreiche Nahrungsmittel bevorzugt werden, jedoch in kleineren und häufigeren Formen. Die Aufteilung der Mahlzeiten in mehrere kleine Portionen über den Tag verteilt kann helfen, die Abneigung gegen das Essen zu verringern und gleichzeitig eine ausreichende Nährstoffzufuhr zu gewährleisten.

Es kann auch hilfreich sein, die Textur der Nahrung entsprechend den Vorlieben des Patienten oder den Einschränkungen durch andere Nebenwirkungen, wie z.B. Mukositis, zu verändern. **Orale Nahrungsergänzungsmittel** können verschrieben werden, um eine ausreichende Energiezufuhr zu gewährleisten, insbesondere in Form von Getränken, die mit Proteinen und Kalorien angereichert sind und wichtige Vitamine und Mineralien enthalten. Diese Lösungen können die Verringerung der üblichen Nahrungsaufnahme ausgleichen, insbesondere wenn der Patient keine feste Nahrung verträgt.

Mukositis

Mukositis, oder Entzündungen der Schleimhäute im Mund, Rachen und manchmal im gesamten Verdauungstrakt, ist eine weitere häufige Nebenwirkung, besonders bei Patienten, die eine Chemotherapie oder Strahlentherapie im Kopf- und Halsbereich erhalten. Mukositis äußert sich in Geschwüren, starken Schmerzen und Schluckbeschwerden, was die Nahrungsaufnahme äußerst schmerzhaft und manchmal unmöglich macht. Diese Läsionen können auch Sekundärinfektionen begünstigen, was den allgemeinen Gesundheitszustand des Patienten verschlechtert.

Die ernährungsphysiologischen Folgen von Mukositis sind erheblich. Die Unfähigkeit, feste und manchmal sogar flüssige Nahrung zu sich zu nehmen, führt **schnell** zu **Unterernährung**, wenn keine geeigneten Maßnahmen ergriffen werden. Die Patienten benötigen oft eine modifizierte Ernährung mit leichter zu schluckenden Texturen wie Pürees, Suppen oder Flüssignahrung. Es ist wichtig, **die Schleimhäute** zu **schützen**, indem irritierende Nahrungsmittel wie saure, scharfe, salzige oder sehr heiße Speisen vermieden werden, da sie die Läsionen verschlimmern und die Schmerzen verstärken können. Antiseptische oder anästhetische Mundspülungen vor den Mahlzeiten können den Schmerz vorübergehend lindern, so dass die Nahrungsaufnahme erleichtert wird.

Bei Patienten mit schwerer Mukositis, die überhaupt nicht mehr schlucken können, können invasivere Lösungen wie **enterale** (Magensonde) oder sogar **parenterale** (intravenöse) **Ernährung** erforderlich sein, um eine ausreichende Nährstoffzufuhr zu gewährleisten und eine schwere Unterernährung zu vermeiden. Diese Ansätze sind für Fälle reserviert, in denen eine orale Ernährung nicht mehr möglich ist, aber sie ermöglichen die Aufrechterhaltung der Zufuhr von Kalorien und wichtigen Nährstoffen, um den Patienten während der gesamten Behandlung zu unterstützen.

Übelkeit und Erbrechen

Übelkeit und **Erbrechen**, die oft durch Chemo- oder Strahlentherapie ausgelöst werden, sind ebenfalls ein großes Hindernis für eine normale Ernährung. Diese Symptome können konstant oder in Wellen auftreten, insbesondere nach den Behandlungssitzungen. **Wiederholtes Erbrechen** führt nicht nur zu einem Verlust des Verlangens nach Nahrung, sondern kann auch zu **Dehydrierung** und **Elektrolytstörungen** führen, was die Müdigkeit und Schwäche des Patienten verschlimmert. Außerdem können Patienten, die häufig erbrechen, eine Abneigung gegen bestimmte Nahrungsmittel entwickeln, die sie mit diesen Unwohlseinsepisoden in Verbindung bringen und ihre Ernährung weiter einschränken.

Die Behandlung der Übelkeit basiert hauptsächlich auf der Verabreichung von **antiemetischen Medikamenten**, die vor und nach der Behandlung verschrieben werden. Diese Medikamente können die Intensität der Übelkeit und des Erbrechens begrenzen und so die Nahrungsaufnahme erleichtern. Es ist jedoch auch wichtig, die Ernährung anzupassen, um das Risiko der Auslösung von Übelkeit zu verringern. Die Mahlzeiten sollten **klein** sein,

aufgeteilt werden und aus leicht verdaulichen Lebensmitteln wie Stärke, gekochtem Gemüse oder mageren Proteinen bestehen. Vermeiden Sie fettige, frittierte, scharfe oder süße Speisen, da diese die Übelkeit verstärken können. Kalte oder lauwarme statt heißer Speisen können ebenfalls helfen, die Ekelgefühle zu reduzieren.

Die **Hydratation** ist ein kritischer Punkt bei der Behandlung von Übelkeit und Erbrechen, da wiederholtes Erbrechen zu einer schnellen Dehydratation führen kann. Es ist wichtig, den Patienten zu ermutigen, regelmäßig kleine Mengen an Flüssigkeit zu trinken, insbesondere elektrolytreiche Getränke, um den Flüssigkeits- und Mineralverlust auszugleichen. Leichte Tees, klare Brühen oder isotonische Getränke können hilfreich sein, um einen guten Wasserhaushalt aufrechtzuerhalten, ohne den Magen zu überlasten.

Globale Auswirkungen auf die Ernährung und die Lebensqualität

Die **Nebenwirkungen** der Behandlung, ob Appetitlosigkeit, Mukositis oder Übelkeit, haben große Auswirkungen auf den Ernährungszustand der Patienten. Eine **Unterernährung**, die schnell eintreten kann, wenn diese Nebenwirkungen nicht wirksam behandelt werden, schwächt den Körper erheblich und kann die Wirksamkeit der laufenden Behandlungen gefährden. Ein schlechter Ernährungszustand verlangsamt die Wundheilung, schwächt die Immunabwehr und kann zu einer erhöhten Anfälligkeit für Infektionen, postoperative Komplikationen und einer schlechteren Verträglichkeit der Behandlung führen.

Daher ist ein proaktiver und **individueller** Ansatz zur Bewältigung dieser Nebenwirkungen von entscheidender Bedeutung. Die Rolle von Diätassistenten und **Ernährungsberatungsteams** ist entscheidend, um die Ernährung an die spezifischen Bedürfnisse jedes Patienten anzupassen und dabei seine Symptome und Ernährungsvorlieben zu berücksichtigen. Individuelle Ernährungsstrategien helfen dabei, einen übermäßigen Gewichtsverlust zu vermeiden und eine Nährstoffzufuhr aufrechtzuerhalten, die die Genesung unterstützt.

Spezifische Ernährungsempfehlungen für die Hämatologie
Diäten, die an die jeweilige Situation angepasst sind: immunsupprimierte Patienten, Transplantationspatienten, Patienten am Lebensende etc.

Die **Ernährung** spielt eine wesentliche Rolle bei der Behandlung von Patienten mit schweren Krankheiten, und die Diäten müssen an die Besonderheiten der jeweiligen klinischen Situation angepasst werden. Ob bei **immunsupprimierten** Patienten, **Transplantationspatienten** oder Patienten am **Lebensende**, das Hauptziel ist die Sicherstellung einer angemessenen Nährstoffzufuhr, um den Körper zu unterstützen, die Lebensqualität zu verbessern und Komplikationen im Zusammenhang mit dem Gesundheitszustand zu verhindern oder zu begrenzen. Diese Diäten haben zwar einige gemeinsame Prinzipien, müssen jedoch auf die spezifischen Bedürfnisse jedes einzelnen Patienten abgestimmt werden.

Diät für immunsupprimierte Patienten

Immunsupprimierte Patienten, ob unter Chemotherapie, Leukämie oder nach einer Knochenmarktransplantation, haben aufgrund ihres schwachen Immunsystems ein erhöhtes Risiko für Infektionen. In diesem Zusammenhang muss die Ernährung streng kontrolliert werden, um **das Risiko von** Lebensmittelinfektionen zu **minimieren,** während gleichzeitig eine ausreichende Nährstoffzufuhr aufrechterhalten wird, um die Heilung zu unterstützen und die Abwehrkräfte des Körpers zu stärken.

Die für immunsupprimierte Patienten empfohlene Diät ist in der Regel eine **neutropenische Diät**, die darauf abzielt, die Aufnahme von potenziell gefährlichen Krankheitserregern zu vermeiden. Diese Diät erfordert strenge Regeln der Lebensmittelhygiene, insbesondere die Vermeidung von rohen oder unzureichend gegarten Lebensmitteln, die Bakterien, Viren oder Pilze enthalten können, die Infektionen verursachen können. Rohes Obst und Gemüse muss gründlich gewaschen oder geschält werden und Milchprodukte müssen pasteurisiert werden. Fleisch, Fisch und Eier müssen gut durchgegart sein und Wurstwaren oder Weichkäse sind generell nicht erlaubt, da sie ein höheres Risiko einer Kontamination darstellen.

Zusätzlich zu diesen Vorsichtsmaßnahmen ist es wichtig, auf eine ausreichende Nährstoffzufuhr zu achten, da diese Patienten, die oft durch die Behandlung geschwächt sind, an Gewicht verlieren und unterernährt sein können. Mahlzeiten, die reich an **Proteinen**, **Vitaminen** und **Mineralien** sind, sind notwendig, um die Muskelmasse zu erhalten, die Immunfunktionen zu unterstützen und die Erholung zu fördern. Nahrungsergänzungsmittel können eingeführt werden, wenn die Ernährung allein nicht ausreicht, um den Energiebedarf des Patienten zu decken.

Diät für Transplantationspatienten

Patienten, die eine Transplantation erhalten, sei es Knochenmark, Leber, Niere oder ein anderes Organ, benötigen besondere Aufmerksamkeit für ihre Ernährung, nicht nur um die Genesung nach der Transplantation zu fördern, sondern auch um **eine Abstoßung des Transplantats zu verhindern** und **die Nebenwirkungen** der immunsuppressiven Behandlung zu **minimieren**. Diese Behandlungen, die notwendig sind, um eine Abstoßung des transplantierten Organs zu verhindern, schwächen das Immunsystem des Patienten, machen ihn anfälliger für Infektionen und verursachen Stoffwechselveränderungen, die zu einer unausgewogenen Ernährung führen können.

In den ersten Monaten nach einer Transplantation wird häufig eine strenge Diät empfohlen. Wie bei immunsupprimierten Patienten sollte eine **neutropenische Diät** eingehalten werden, um das Risiko von Lebensmittelinfektionen zu verringern. Darüber hinaus können Immunsuppressiva Nebenwirkungen wie Hyperglykämie, Bluthochdruck oder Wassereinlagerungen verursachen. Die Diät muss daher angepasst werden, um diesen Problemen Rechnung zu tragen, mit Einschränkungen bei **Natrium**, **schnellen Zuckern** und manchmal **gesättigten Fetten**, je nach Gesundheitszustand des Patienten.

Die Ernährung von Transplantationspatienten muss auch **reich an Proteinen** sein, um die Heilung des Gewebes und die Regeneration der Muskeln nach der Transplantation zu fördern. Eiweiß spielt eine Schlüsselrolle bei der postoperativen Erholung und es werden häufig magere Eiweißquellen wie Geflügel, Fisch oder pflanzliche Eiweiße empfohlen. **Lebensmittel, die reich an Antioxidantien** sind, wie gekochtes Obst und Gemüse, können ebenfalls in die Ernährung integriert werden, um die Immunfunktionen zu unterstützen, ohne das Risiko von Infektionen zu erhöhen. Langfristig ist eine regelmäßige Überwachung der -Cholesterin, Blutzucker- und Blutdruckwerte erforderlich und die Ernährung sollte angepasst werden, um chronischen Komplikationen vorzubeugen.

Regelung für Patienten am Lebensende

Das Ernährungsmanagement für **Patienten am Lebensende** unterscheidet sich von den klassischen Ansätzen, da das Ziel nicht mehr die Verlängerung des Lebens ist, sondern die Gewährleistung eines **maximalen Komforts** und die Beachtung der Bedürfnisse und Wünsche des Patienten. In solchen Situationen ist es nicht ungewöhnlich, dass der Patient einen starken Appetitverlust erleidet, der mit der Krankheit selbst, den Behandlungen oder der allgemeinen Schwächung des Körpers zusammenhängt. **Übelkeit**, **Müdigkeit** und **Schmerzen** können die Nahrungsaufnahme ebenfalls erschweren.

In diesem Zusammenhang muss die Ernährung **flexibel** sein und sich an die Vorlieben und Fähigkeiten des Patienten anpassen. **Die Idee ist, die Ernährung so angenehm wie möglich zu gestalten,** indem Nahrungsmittel bevorzugt werden, die leicht zu essen sind und dem Patienten Freude bereiten. Anstatt auf die Kalorienzufuhr oder den strikten Nährstoffbedarf zu pochen, werden **häufig kleine Portionen** von Lebensmitteln bevorzugt, die dem Patienten schmecken, auch wenn sie nicht immer perfekt ausgewogen sind. Die Freude am Essen, so bescheiden sie auch sein mag, kann ein großer emotionaler Trost sein.

In manchen Fällen kann eine **künstliche Ernährung** (Magensonde oder intravenöse Infusion) in Betracht gezogen werden, aber dies wird oft auf der Grundlage der Wünsche des Patienten und seiner Familie diskutiert. Wenn die orale Ernährung zu schwierig oder beschwerlich wird, haben der Komfort und der Respekt vor dem Willen des Patienten Vorrang. Es ist auch wichtig, Zwangsernährung zu vermeiden, da dies zu unnötigem Leiden führen kann, sowohl physisch als auch psychisch.

Diät für Patienten mit Mukoviszidose

Patienten mit **Mukoviszidose** haben einen besonderen Ernährungsbedarf, der mit der Malabsorption von Nährstoffen, insbesondere von Fetten, zusammenhängt. Aufgrund der übermäßigen Produktion von zähem Schleim, der die Pankreasgänge verstopft, haben diese Patienten Schwierigkeiten, Fette und Proteine richtig zu verdauen und zu absorbieren, was zu schwerer Mangelernährung führen kann. Daher muss ihre Ernährung **reich an Kalorien** und **Proteinen** sein, um diese Verluste auszugleichen.

Patienten mit Mukoviszidose müssen auch **Enzymergänzungen** einnehmen, um die Verdauung von Fetten und Proteinen zu verbessern. Die Mahlzeiten sollten reich an gesunden Fetten wie pflanzlichen Ölen, fettem Fisch oder Avocados sein, um eine konzentrierte Energiequelle zu liefern, und gleichzeitig mit fettlöslichen Vitaminen (A, D, E, K) ergänzt werden, die aufgrund der Krankheit oft schlecht aufgenommen werden. Es wird auch empfohlen, die Mahlzeiten mit Proteinpulvern oder Nahrungsergänzungsmitteln anzureichern, um einen Gewichtsverlust zu vermeiden.

Die Rolle des Pflegers bei der Überwachung und Begleitung der Ernährung
Wie der Pfleger das Risiko einer Unterernährung erkennen, zur Vorbeugung beitragen und mit dem Diätassistenten zusammenarbeiten kann, um die Mahlzeiten anzupassen.

Die **Pflegekraft** spielt eine entscheidende Rolle bei der Erkennung des Risikos einer Unterernährung und der Einführung von Präventivmaßnahmen, insbesondere bei schwachen Patienten wie chronisch Kranken, Krebskranken oder postoperativen Patienten. Durch die tägliche Nähe zum Patienten ist der Pfleger oft der erste, der die subtilen Anzeichen einer verminderten Nahrungsaufnahme, eines unfreiwilligen Gewichtsverlustes oder einer Verschlechterung des Allgemeinzustandes beobachtet, die alle auf eine Unterernährung hindeuten. Er arbeitet eng mit den Diätassistenten und anderen Mitgliedern des Pflegeteams zusammen, um die Mahlzeiten an die spezifischen Bedürfnisse jedes Patienten anzupassen.

Erkennen Sie die Risiken einer Unterernährung

Die **frühzeitige Erkennung** des Risikos einer Unterernährung ist entscheidend, um eine schnelle Verschlechterung des Gesundheitszustandes des Patienten zu verhindern. Der Pfleger ist durch seinen regelmäßigen Kontakt mit dem Patienten besonders gut in der Lage, diese Warnsignale zu erkennen. Zu den **Schlüsselindikatoren**, die er überwachen kann, gehören :

- **Sichtbarer Gewichtsverlust**: Der Pfleger kann einen schnellen oder allmählichen Gewichtsverlust beobachten, der oft im Gesicht, an den Armen oder Beinen des Patienten sichtbar ist und auf eine reduzierte Nahrungsaufnahme hinweisen kann. Es ist wichtig, jede noch so subtile Veränderung des Körperbaus zu bemerken, insbesondere bei Patienten, die sich in Langzeitpflege befinden oder wegen einer schweren Krankheit behandelt werden.

- **Verminderter Appetit**: Wenn ein Patient weniger Interesse am Essen zeigt, kleinere Mengen als üblich isst oder einen anhaltenden Appetitmangel äußert, sollte der Pfleger diese Beobachtung dem Team melden. **Anorexie** kann auf Nebenwirkungen von Behandlungen (Chemotherapie, Strahlentherapie), Schmerzen, Verdauungsstörungen oder psychologische Störungen wie Depressionen zurückzuführen sein.

- **Schwierigkeiten beim Kauen oder** Schlucken: Patienten mit **Mukositis**, Mundtrockenheit oder anderen Schluckstörungen können Schwierigkeiten haben, normal zu essen. Der Pfleger kann diese Probleme erkennen, indem er die Art und Weise beobachtet, wie der Patient isst, oder indem er auf Beschwerden des Patienten über Schmerzen oder Unwohlsein während der Mahlzeiten achtet.

- **Übermäßige Müdigkeit oder Schwäche**: Verminderte Energie oder starke Müdigkeit, insbesondere wenn sie mit Muskelschwäche einhergeht, kann ein Zeichen von Unterernährung sein. Der Pfleger sollte wachsam sein, wenn es einem Patienten zunehmend schwerer fällt, aufzustehen, zu gehen oder einfache Dinge des täglichen Lebens zu erledigen.

- **Hautveränderungen und langsame Wundheilung**: Die Haut kann trockener, brüchiger oder durch Wunden

141

gekennzeichnet sein, die bei Unterernährung nur **langsam** heilen. Der Pfleger, der für die Hygiene und die regelmäßige Beobachtung des Körpers des Patienten verantwortlich ist, bemerkt diese Anzeichen oft als Erster.

- **Veränderungen im Verhalten oder in der Stimmung**: Unterernährung kann sich auch auf den geistigen und emotionalen Zustand des Patienten auswirken. Eine **erhöhte Reizbarkeit**, Verwirrtheit oder Isolation können indirekte Indikatoren für eine unzureichende Ernährung sein.

Teilnahme an der Vermeidung von Unterernährung

Sobald **Anzeichen von Unterernährung** oder mögliche Risiken erkannt werden, spielt der Pfleger eine aktive Rolle bei der Prävention, indem er bestimmte Aspekte der Pflege anpasst, um den Patienten zu ermutigen, sich besser zu ernähren, und indem er das medizinische Team bei Bedarf schnell alarmiert. Hier sind einige Maßnahmen, die er ergreifen kann, um Unterernährung vorzubeugen:

- **Patienten zu regelmäßigen** Mahlzeiten **ermutigen**: Der Pfleger kann Patienten, denen es schwerfällt, eine vollständige Mahlzeit zu sich zu nehmen, über den Tag verteilte Mahlzeiten in kleinen Portionen anbieten. Er kann auch die Snacks zwischen den Mahlzeiten überwachen, um sicherzustellen, dass die Patienten, insbesondere die Risikopatienten, eine ausreichende Kalorienzufuhr erhalten.

- **Sorgen Sie für Komfort während der Mahlzeiten**: Es ist wichtig, dass der Patient beim Essen bequem sitzt. Schmerzen, Atembeschwerden oder eine unbequeme Position können das Essen erschweren. Der Pfleger kann die Position des Patienten anpassen, indem er die Rückenlehne des Bettes erhöht oder Kissen bereitstellt, um das Schlucken zu erleichtern.

142

- **Eine angenehme Umgebung fördern**: Die Mahlzeiten sollten in einer ruhigen und beruhigenden Umgebung eingenommen werden. Der Pfleger kann Ablenkungen (wie Fernsehen oder Außengeräusche) vermeiden und eine angenehme Atmosphäre schaffen, um den Patienten zum Essen zu animieren. Er kann den Patienten auch dazu ermutigen, die Mahlzeiten in Gesellschaft einzunehmen, wenn dies möglich ist, um den Moment geselliger und anregender zu gestalten.

- **Die Textur der Nahrung anpassen**: Einige Patienten haben Schwierigkeiten beim Kauen oder Schlucken. Der Pfleger kann leichter zu essende Speisen vorschlagen oder zubereiten, wie Pürees, Suppen oder weiche Speisen. Bei Patienten mit Mukositis oder Schluckstörungen helfen diese Anpassungen, die Schmerzen zu lindern und eine angemessene Nahrungsaufnahme aufrechtzuerhalten.

- **Flüssigkeitszufuhr überwachen**: Neben der Nahrungsaufnahme ist die Flüssigkeitszufuhr von entscheidender Bedeutung, insbesondere bei älteren Patienten oder solchen mit Schluckstörungen. Der Pfleger sollte darauf achten, dass der Patient regelmäßig über den Tag verteilt trinkt, indem er kleine Mengen Wasser, Brühe oder verdünnte Säfte anbietet, wenn dies erforderlich ist.

Zusammenarbeit mit Ernährungsberatern

Die **Zusammenarbeit mit Diätassistenten** ist ein grundlegender Aspekt bei der Behandlung von Patienten, die von Unterernährung bedroht sind. Der Pfleger, der täglich bei dem Patienten ist, spielt eine Schlüsselrolle bei der Übermittlung von Beobachtungen an die Diätassistenten, damit diese die Mahlzeiten auf die spezifischen Bedürfnisse des Patienten abstimmen können. Diese Zusammenarbeit beruht auf einer regelmäßigen Kommunikation und der Entwicklung gemeinsamer Strategien zur Optimierung der Nährstoffzufuhr.

- **Genaue Informationen weitergeben**: Wenn der Pfleger Anzeichen von Unterernährung feststellt, muss er die Diätassistenten umgehend darüber informieren. Dies beinhaltet Informationen über die Nahrungsaufnahme (Menge der verzehrten Nahrung, Art der verdrängten Nahrung), die Ernährungsvorlieben des Patienten, mögliche Schwierigkeiten (Kauschmerzen, Verdauungsstörungen) und die körperlichen Anzeichen von Unterernährung (Gewichtsverlust, Müdigkeit).

- **Anpassung der Mahlzeiten**: Auf der Grundlage der übermittelten Informationen können die Diätassistenten die Mahlzeiten so anpassen, dass sie den Fähigkeiten und Bedürfnissen des Patienten besser entsprechen. Dies kann die Anreicherung der Mahlzeiten mit Proteinen, Nahrungsergänzungsmitteln oder Vitaminen, die Anpassung der Texturen oder die Änderung der Menüs beinhalten, um die Ernährungsvorlieben und Verträglichkeiten des Patienten zu berücksichtigen. Der Pfleger kann die Präsentation der Speisen anpassen, Gewürze zur Geschmacksverbesserung hinzufügen oder leichtere Alternativen anbieten.

- Nachsorge: Sobald die Ernährungsempfehlungen umgesetzt sind, überwacht der Pfleger die Reaktion des Patienten. Er muss sicherstellen, dass der Patient besser isst und dass die vorgenommenen Anpassungen gut vertragen werden. Wenn es weiterhin Schwierigkeiten gibt, ist es wichtig, dass Sie sich an den Diätassistenten wenden, um die Diät erneut anzupassen.

- **Ernährungserziehung**: Der Pfleger kann auch eine Rolle bei der Aufklärung des Patienten und seiner Familie über ernährungsbezogene Aspekte spielen. Er kann die Bedeutung einer guten Ernährung für die Unterstützung der Behandlung erläutern, den Patienten ermutigen, Nahrungsergänzungsmittel auszuprobieren, oder praktische Ratschläge geben, um die Einnahme von Mahlzeiten zu Hause zu erleichtern, falls erforderlich.

Kapitel 11

Prävention und Risikomanagement in der Hämatologie

Infektionsrisiken: Prävention von nosokomialen Infektionen und aseptisches Management.
Strenge Hygienepraktiken zur Vermeidung von Infektionen.

Strenge Hygienepraktiken sind wichtig, um Infektionen zu verhindern, insbesondere in medizinischen Umgebungen, in denen die Patienten gefährdet sind, wie in der Hämatologie, auf der Intensivstation oder in Transplantationsabteilungen. Immunsupprimierte Patienten, Patienten unter Chemotherapie oder Patienten, die sich größeren chirurgischen Eingriffen unterziehen mussten, sind besonders gefährdet, Infektionen zu bekommen, die schwerwiegende oder sogar tödliche Folgen haben können. Nosokomiale Infektionen, d.h. Infektionen, die im Krankenhaus erworben werden, stellen in diesen Kontexten eine echte Bedrohung dar und strenge Hygieneprotokolle sind von entscheidender Bedeutung, um dieses Risiko zu minimieren.

Der Pfleger spielt als erster Kontakt mit dem Patienten im Alltag eine entscheidende Rolle bei der Umsetzung dieser **Hygienemaßnahmen** und muss strenge Praktiken einhalten, um das Infektionsrisiko zu begrenzen. Diese Maßnahmen betreffen sowohl die persönliche Hygiene des Pflegepersonals als auch die der Patienten und die Pflege der Pflegeumgebung.

Handhygiene: die erste Verteidigungslinie

Die **Händedesinfektion** ist der Eckpfeiler der Infektionsprävention in jedem medizinischen Umfeld. Die meisten nosokomialen Infektionen werden über die Hände übertragen, sei es bei der direkten Pflege von Patienten oder durch die Handhabung von medizinischen Geräten oder kontaminierten Oberflächen. Es ist daher zwingend erforderlich, dass das Pflegepersonal die Handhygieneprotokolle strikt befolgt, sei es durch Waschen mit Wasser und Seife oder durch die Verwendung von hydroalkoholischen Lösungen.

Die **wichtigsten Momente** für die Händedesinfektion sind gut definiert und beinhalten :

- **Vor und nach dem Kontakt mit einem Patienten.**
- **Vor der Durchführung einer aseptischen Behandlung,** wie z.B. der Handhabung einer Infusion oder eines Verbandes.
- **Nach Kontakt mit Körperflüssigkeiten,** Blut, Sekreten oder Exkrementen, selbst wenn Handschuhe getragen wurden.
- **Nach Berührung der Umgebung des Patienten,** einschließlich des Bettes, der medizinischen Geräte oder anderer Gegenstände im Zimmer.

Das **Händewaschen** sollte sorgfältig durchgeführt werden, indem jeder Teil der Hand mindestens 30 Sekunden lang gerieben wird, einschließlich des Handrückens, der Fingerzwischenräume und unter den Fingernägeln. Wenn die Hände nicht sichtbar schmutzig sind, ist das Einreiben mit einer hydroalkoholischen Lösung ausreichend, vorausgesetzt, dass sie die gesamte Oberfläche der Hände bedeckt und bis zur vollständigen Verdunstung angewendet wird.

Tragen von persönlicher Schutzausrüstung (PSA)

Das korrekte Tragen der **persönlichen Schutzausrüstung (PSA)** ist unerlässlich, um sowohl das Pflegepersonal als auch die Patienten vor Kreuzinfektionen zu schützen. Diese PSA umfasst **Handschuhe**, **Kittel**, **Masken** und manchmal **Schutzbrillen** oder Visiere, je nach Art der Pflege.

- **Handschuhe** müssen getragen werden, wenn sie mit Körperflüssigkeiten, Schleimhäuten oder Wunden in Berührung kommen. Es ist wichtig, dass sie zwischen den einzelnen Patienten und sogar während der Pflege gewechselt werden, wenn man von einem kontaminierten in einen sauberen Bereich wechselt, um eine Kreuzkontamination zu vermeiden. Nach dem Gebrauch sollten die Handschuhe so ausgezogen werden, dass die Hände nicht kontaminiert werden und die Hände sollten unmittelbar nach dem Ausziehen desinfiziert werden.

- **Kittel** oder Überkittel werden in Hochrisikobereichen wie Transplantations- oder Intensivstationen verwendet, um die Kleidung des Pflegepersonals vor potenziellen Kontaminanten zu schützen. Sie müssen zwischen den Patienten gewechselt und vor dem Verlassen des Zimmers ausgezogen werden, um zu verhindern, dass Krankheitserreger von einem Ort zum anderen transportiert werden.

- **Masken** sind wichtig, insbesondere zum Schutz von immungeschwächten Patienten vor infektiösen Stoffen, die von Pflegekräften getragen werden. Sie müssen getragen werden, wenn das Risiko einer Tröpfchenübertragung besteht, wie bei der Pflege der Atemwege oder bei Patienten mit durch die Luft übertragbaren Krankheiten. Die Maske muss richtig sitzen und darf nicht berührt werden, wenn sie einmal aufgesetzt ist.

Hygiene von Medizinprodukten und Abfallmanagement

Medizinische Geräte, die bei Patienten eingesetzt werden, seien es Sonden, Infusionen oder Beatmungsgeräte, müssen mit äußerster Vorsicht gehandhabt werden, da sie potenzielle Eintrittspfade für Infektionen darstellen. Der Pfleger muss die Sterilisations- und Desinfektionsprotokolle für jedes Gerät befolgen und sicherstellen, dass das verwendete Material steril ist oder vor jedem Gebrauch ordnungsgemäß desinfiziert wird.

Die **Entsorgung von** medizinischen **Abfällen** ist ebenfalls ein kritischer Punkt bei der Verhinderung der Verbreitung von infektiösen Substanzen. Infektiöse Abfälle (Spritzen, gebrauchte Verbände usw.) müssen in speziellen, dichten und sicheren Behältern entsorgt werden, um das Risiko einer versehentlichen Kontamination zu vermeiden. Diese Behälter müssen regelmäßig gemäß den geltenden Protokollen geleert und mit Handschuhen gehandhabt werden, um das Risiko einer Exposition zu begrenzen.

Hygiene der Oberflächen und der Pflegeumgebung

Die Aufrechterhaltung einer sauberen und desinfizierten Umgebung ist entscheidend, um die Verbreitung von Krankheitserregern in den Bereichen, in denen Patienten gepflegt werden, zu begrenzen. Der Pfleger sollte dafür sorgen, dass **häufig benutzte Kontaktflächen** (Türgriffe, Geländer, Lichtschalter, Nachttische) regelmäßig mit geeigneten Mitteln gereinigt und desinfiziert werden.

Die Patientenzimmer, insbesondere die von immunsupprimierten oder transplantierten Patienten, müssen nach **strengen Protokollen** gereinigt werden. Bettwäsche und Kleidung müssen regelmäßig gewechselt werden, und alle wiederverwendbaren Materialien (wie Bettpfannen oder Toilettenartikel) müssen zwischen jedem Gebrauch gründlich desinfiziert werden.

Zusätzliche Vorsichtsmaßnahmen für Patienten in Isolation

Isolierte Patienten (wie immunsupprimierte **Patienten** oder Patienten mit ansteckenden Infektionen) erfordern zusätzliche Vorsichtsmaßnahmen, um die Übertragung von Infektionen zu verhindern. Für diese Patienten muss das Pflegepersonal verschärfte Protokolle befolgen, die nicht nur das Tragen von PSA, sondern auch strenge Regeln für das Betreten und Verlassen des Zimmers beinhalten.

Bei immunsupprimierten Patienten, insbesondere nach einer Transplantation, werden Maßnahmen zur **Schutzisolierung** ergriffen, um zu verhindern, dass sie mit Keimen von außen in

Berührung kommen. Dazu gehört das systematische Tragen von Kitteln, Handschuhen und Masken durch alle Pflegekräfte und Besucher sowie strenge Regeln für die Desinfektion der Hände und Oberflächen vor jedem Kontakt mit dem Patienten.

Aufklärung des Patienten und der Familien

Schließlich spielt der Pfleger auch eine wichtige Rolle bei der **Aufklärung der Patienten und ihrer Familien** über Hygiene. Er kann die Regeln erklären, die zur Vermeidung von Infektionen zu befolgen sind, wie die Bedeutung des Händewaschens, die Verwendung von Masken in bestimmten Situationen oder die Vorsichtsmaßnahmen, die beim Umgang mit medizinischen Geräten zu Hause zu treffen sind. Diese Aufklärung ist wichtig, um sicherzustellen, dass die Patienten und ihre Angehörigen aktiv an der Infektionsprävention teilnehmen, sowohl im Krankenhaus als auch zu Hause.

Prävention von Risiken im Zusammenhang mit Bewegung und Körperhaltung bei bettlägerigen Patienten
Die Bedeutung der passiven Mobilisierung, der Vermeidung von Druckgeschwüren und Thrombosen.

Passive Mobilisierung sowie die **Vermeidung von Druckgeschwüren** und **Thrombosen** sind bei der Pflege bettlägeriger oder in ihrer Mobilität eingeschränkter Patienten von größter Bedeutung. Diese Patienten, die sich häufig von einem chirurgischen Eingriff erholen oder an chronischen oder neurologischen Erkrankungen leiden, sind besonders anfällig für schwerwiegende Komplikationen, die mit einer längeren

Immobilität verbunden sind. Der Pfleger spielt eine zentrale Rolle bei der Umsetzung passiver Mobilisationstechniken und der Prävention von Komplikationen wie Dekubitus und Venenthrombose und trägt so zur Verbesserung des Komforts, der Lebensqualität und der Sicherheit der Patienten bei.

Die Bedeutung der passiven Mobilisierung

Bei der passiven **Mobilisierung** werden die Gelenke und Gliedmaßen des Patienten bewegt, ohne dass er sich selbst anstrengen muss. Diese Technik wird häufig bei immobilisierten, komatösen oder gelähmten Patienten angewandt, die sich nicht selbst bewegen können. Obwohl der Patient passiv ist, ist diese Mobilisierung wichtig, um die Beweglichkeit der Gelenke zu erhalten, Muskelsteifheit zu verhindern und Komplikationen zu vermeiden, die mit der Immobilität verbunden sind.

Eines der Hauptziele der passiven Mobilisierung ist die **Vermeidung einer Ankylose** der Gelenke, d.h. des Verlusts der Gelenkbeweglichkeit aufgrund von Inaktivität. Wenn ein Patient über längere Zeiträume hinweg unbeweglich ist, können sich die Muskeln und Gelenke versteifen, was Bewegungen schmerzhaft macht und sogar zu einem dauerhaften Verlust der Gelenkfunktion führen kann. Die passive Mobilisierung hilft, die Flexibilität der Gelenke zu erhalten und den Bewegungsumfang zu bewahren. Darüber hinaus regt diese Technik die Blutzirkulation in den Gliedmaßen an, was dazu beiträgt, Komplikationen wie Thrombosen zu verhindern.

Darüber hinaus ist die passive Mobilisierung auch zur **Vorbeugung von Komplikationen der Atemwege von** Vorteil. Bei bettlägerigen Patienten ist die Atmung oftmals flacher, was die Ansammlung von Sekret in der Lunge begünstigen und zu Atemwegsinfektionen wie Lungenentzündungen führen kann. Durch die Mobilisierung der Gliedmaßen und die Ermutigung zu regelmäßigen Positionswechseln hilft der Pfleger, **die Atemkapazität** zu **verbessern**, indem er eine bessere Ausdehnung des Brustkorbs fördert.

153

Vermeidung von Druckgeschwüren

Dekubitus oder Druckgeschwüre sind Hautverletzungen, die entstehen, wenn die Blutzirkulation aufgrund von anhaltendem Druck auf bestimmte Körperteile beeinträchtigt ist. Sie treten häufig bei bettlägerigen oder in ihrer Mobilität eingeschränkten Patienten auf, insbesondere an knöchernen Stellen wie Fersen, Kreuzbein, Hüften und Ellbogen. Die Vermeidung von Druckgeschwüren ist eine Priorität bei der Pflege von immobilen Patienten, da diese Verletzungen zu starken Schmerzen, schweren Infektionen und einer allgemeinen Verschlechterung des Gesundheitszustands führen können.

Eines der wirksamsten Mittel zur Vermeidung von Druckgeschwüren ist es, **die Position des Patienten regelmäßig** zu **ändern**, um zu verhindern, dass **der** Druck auf dieselben Körperbereiche zu lange anhält. Der Pfleger sollte darauf achten, dass er etwa alle zwei Stunden einen **Positionswechsel** vornimmt und dabei sicherstellt, dass die empfindlichen Bereiche vom Druck entlastet werden. Die Verwendung von geeignetem Material wie Luftmatratzen oder Antidekubituskissen hilft ebenfalls, den Druck auf die gefährdeten Bereiche zu verringern und eine gleichmäßigere Verteilung des Körpergewichts zu fördern.

Neben den Positionswechseln ist auch die **Hauthygiene** zur Vermeidung von Druckgeschwüren von entscheidender Bedeutung. Die Haut von immobilisierten Patienten ist oftmals empfindlicher und anfälliger für Irritationen. Die Pflegekraft sollte daher sicherstellen, dass die Haut sauber und gut mit Feuchtigkeit versorgt ist und übermäßige Reibung vermeiden, die eine Hautreizung verschlimmern könnte. Bei ersten Anzeichen eines Dekubitus, wie z.B. einer anhaltenden Rötung, ist es wichtig, schnell zu handeln und das Pflegepersonal zu alarmieren, um weitere vorbeugende Maßnahmen zu ergreifen, wie z.B. die Verwendung von speziellen Verbänden oder Hautschutz.

Prävention von Venenthrombosen

Venenthrombosen oder Blutgerinnsel sind eine weitere wichtige Komplikation bei immobilen Patienten. Längere Immobilität verlangsamt den Blutfluss, insbesondere in den unteren Gliedmaßen, und erhöht das Risiko der Bildung von Blutgerinnseln in den tiefen Beinvenen (tiefe Venenthrombose, DVT). Wenn sich ein Gerinnsel löst, kann es in die Lunge wandern und eine Lungenembolie verursachen, ein lebensbedrohlicher medizinischer Notfall. Es ist daher unbedingt notwendig, die Bildung dieser Gerinnsel bei Risikopatienten zu verhindern.

Die **passive Mobilisierung** trägt zur Vorbeugung von Thrombosen bei, indem sie die Blutzirkulation anregt. Regelmäßige Bewegungen der unteren Gliedmaßen, auch wenn sie von der Pflegekraft ausgeführt werden, helfen, den venösen Kreislauf zu aktivieren und die Blutstauung in den Beinvenen zu reduzieren. Der Pfleger kann Patienten, die sich teilweise bewegen können, auch zu einfachen Übungen ermutigen, wie z.B. Beugen und Strecken der Füße und Beine, um den venösen Rückfluss zu fördern.

Eine weitere wichtige vorbeugende Maßnahme ist die Verwendung von **elastischen** Kompressionen, wie z.B. Stützstrümpfe oder Kompressionsbandagen. Diese Hilfsmittel helfen dabei, einen gleichmäßigen Druck auf die Beine auszuüben und die Blutzirkulation zu verbessern, insbesondere bei bettlägerigen oder postoperativen Patienten. Der Pfleger spielt eine Schlüsselrolle bei der korrekten Anwendung dieser Hilfsmittel und muss sicherstellen, dass die Kompressionsstrümpfe gut sitzen, ohne Falten oder zusätzliche Druckstellen zu erzeugen.

Schließlich ist die **klinische Überwachung** auf Anzeichen einer Venenthrombose von entscheidender Bedeutung. Der Pfleger muss auf Warnzeichen achten, wie z.B. eine plötzliche Schwellung eines Beines, ungewöhnliche Schmerzen oder

Rötung, und jede Anomalie sofort melden. Eine frühzeitige Behandlung kann schwere Komplikationen verhindern und eine schnelle Behandlung, oft mit Antikoagulantien, ermöglichen.

Zusammenarbeit und Wachsamkeit bei der Vermeidung von Komplikationen

Die **Vermeidung von Druckgeschwüren** und **Thrombosen** erfordert einen **proaktiven Ansatz** und eine ständige Überwachung. Aufgrund seiner Nähe zum Patienten steht der Pfleger oft an vorderster Front, wenn es darum geht, frühe Anzeichen von Komplikationen zu erkennen und Präventionsmaßnahmen einzuleiten. Er arbeitet eng mit dem Pflegepersonal und den Ärzten zusammen, um die Pflege auf den Zustand des Patienten abzustimmen und die Maßnahmen bei Bedarf anzupassen.

Diese Wachsamkeit erstreckt sich auch auf die **Aufklärung der Patienten und ihrer Familien**. In einigen Fällen, wie z.B. bei der Genesung zu Hause, kann der Pfleger den Angehörigen erklären, wie sie die Position ändern, die Haut überwachen und bei der Mobilisierung der Gliedmaßen helfen können, um die präventive Pflege außerhalb des Krankenhauses zu verlängern.

Sicherheitsprotokolle bei der Verabreichung von Behandlungen (Chemotherapie, Transfusionen usw.).
Die Bedeutung von doppelter Kontrolle und Strenge bei der Handhabung von Hochrisiko-Therapien.

Die **doppelte Überprüfung** und der **sorgfältige** Umgang mit **Hochrisiko-Therapien** sind grundlegende Pfeiler, um die **Sicherheit der Patienten** zu gewährleisten und Fehler zu vermeiden, die schwerwiegende oder sogar tödliche Folgen haben könnten. Diese Behandlungen, zu denen Medikamente wie

Chemotherapeutika, Antikoagulantien, Opioide und Insulin gehören, erfordern in jeder Phase ihrer Vorbereitung und Verabreichung besondere Aufmerksamkeit. Der Krankenpflegehelfer muss in enger Zusammenarbeit mit Krankenschwestern und Apothekern strenge Prüf- und Kontrollprotokolle anwenden, um sicherzustellen, dass die Behandlungen korrekt, dem richtigen Patienten, in der richtigen Dosis und zum richtigen Zeitpunkt verabreicht werden.

Umgang mit hochriskanten Behandlungen: eine gemeinsame Verantwortung

Hochrisiko-Therapien sind **Behandlungen**, die im Falle eines Fehlers zu schweren Nebenwirkungen oder lebensbedrohlichen Komplikationen für den Patienten führen können. Die Verantwortung für ihre Verabreichung liegt beim gesamten Behandlungsteam, aber jeder an diesem Prozess beteiligte Gesundheitsexperte spielt eine spezifische Rolle. Der Pfleger ist zwar nicht immer direkt für die Verabreichung von Medikamenten verantwortlich, ist aber häufig an der **Vorbereitung** und **Überwachung** des Patienten beteiligt und spielt somit eine entscheidende Rolle für die Sicherheit des Prozesses.

Beispielsweise muss der Pfleger bei der Vorbereitung von Infusionen oder der Handhabung von medizinischen Geräten wie Infusionspumpen **genaue** und **standardisierte Protokolle** befolgen. Diese Protokolle sind so konzipiert, dass sie Fehler minimieren, indem sie Überprüfungsschritte in jeder Phase des Prozesses einführen, von der Überprüfung der Verschreibung bis zur Verabreichung der Behandlung.

Die Bedeutung der doppelten Überprüfung

Bei Hochrisikomedikamenten ist die **doppelte Überprüfung** eine unverzichtbare Praxis. Dabei werden zwei Mitglieder des Behandlungsteams, in der Regel ein Krankenpfleger und ein

Pfleger, einbezogen, um gemeinsam verschiedene Aspekte der Behandlung zu überprüfen, bevor sie verabreicht wird. Dieser kollaborative Prozess reduziert menschliche Fehler, indem er zwei professionelle Perspektiven miteinander verbindet.

Zu den Schlüsselelementen, die im Rahmen einer doppelten Kontrolle zu prüfen sind, gehören :

- **Das richtige Medikament** : Stellen Sie sicher, dass das zubereitete Medikament das verschriebene ist. Dies bedeutet, dass Sie die **genaue Bezeichnung** des Arzneimittels überprüfen und dabei auch mögliche Ähnlichkeiten zwischen bestimmten Arzneimittelnamen berücksichtigen, die zu Verwechslungen führen könnten.
- **Die richtige Dosis**: Es ist von größter Wichtigkeit, dass die **verschriebene Dosis** mit der tatsächlichen **Dosis** übereinstimmt, insbesondere bei starken Medikamenten wie Chemotherapeutika oder Blutverdünnern, wo selbst ein kleiner Fehler in der Dosierung schwerwiegende Folgen haben kann.
- **Der Verabreichungsweg**: Jedes Medikament muss auf dem **richtigen Weg** verabreicht werden (intravenös, oral, subkutan usw.). Eine Verwechslung der Verabreichungswege kann zu einer unzureichenden Absorption oder zu toxischen Wirkungen führen.
- **Der richtige Patient** : Die Identität des Patienten muss vor der Verabreichung der Behandlung systematisch überprüft werden, wobei mindestens zwei Identifikatoren wie das Identifikationsarmband und das Geburtsdatum oder die Aktennummer zu verwenden sind. Diese Überprüfung ist besonders wichtig in Krankenhausumgebungen, in denen mehrere Patienten ähnliche Behandlungen erhalten.
- **Der richtige Zeitpunkt**: Einige Hochrisiko-Therapien müssen zu bestimmten Zeiten verabreicht werden, und eine **strikte zeitliche Abfolge** ist entscheidend, um die stündlichen Dosen einzuhalten, Überdosierungen zu vermeiden oder Wechselwirkungen zu minimieren.

Diese gegenseitige Überprüfung durch zwei Fachleute bietet eine **zusätzliche Sicherheitsgarantie**, da sie das Risiko von Fehlern aufgrund von Ablenkung, Müdigkeit oder falschem Lesen des Rezepts verringert.

Strenge bei der Einhaltung der Protokolle

Neben der doppelten Kontrolle ist die **strikte** Einhaltung der Protokolle für die Sicherheit der Patienten von entscheidender Bedeutung. Jeder Schritt, von der Vorbereitung bis zur Überwachung nach der Verabreichung, muss genauestens befolgt werden, ohne Abkürzungen oder Improvisationen. Die Handhabung von **Hochrisiko-Medikamenten** erfordert besondere Vorsichtsmaßnahmen, um sicherzustellen, dass jeder Handgriff präzise ausgeführt wird.

Ein wichtiger Aspekt dieser Strenge ist die **sterile Zubereitung** von injizierbaren Medikamenten. Chemotherapien zum Beispiel müssen unter streng aseptischen Bedingungen zubereitet werden, um eine Kontamination zu vermeiden, die den Patienten gefährden könnte, insbesondere bei der Behandlung von immunsupprimierten Patienten. Das Pflegepersonal, das an der Vorbereitung der Verabreichungsgeräte (wie z.B. der Vorbereitung von Infusionen) beteiligt ist, muss die Hygiene- und Sterilisationsstandards strikt einhalten.

Die **Rückverfolgbarkeit** der verabreichten Medikamente ist ein weiteres Schlüsselelement. Jedes verabreichte Medikament muss in der Patientenakte dokumentiert werden, mit Angabe der Dosis, der Uhrzeit und der Fachkraft, die die Verabreichung vorgenommen hat. Diese Rückverfolgbarkeit ist entscheidend, um **Fehler** bei Schichtwechseln **zu vermeiden** und den Behandlungsverlauf genau zu verfolgen, insbesondere wenn mehrere Hochrisikomedikamente parallel verabreicht werden.

Überwachung nach der Verabreichung: eine wichtige Rolle

Nach der Verabreichung der Behandlungen ist eine **engmaschige Überwachung** der Patienten erforderlich, insbesondere bei Hochrisiko-Therapien, die zu schweren Nebenwirkungen führen können. Der Pfleger spielt eine wesentliche Rolle bei dieser kontinuierlichen Überwachung, indem er auf klinische Anzeichen des Patienten achtet, die auf eine unerwünschte Reaktion hinweisen könnten, wie plötzliche Schmerzen, Übelkeit, Atembeschwerden oder Veränderungen des Bewusstseinszustands.

Die Wachsamkeit des Pflegers ist in den ersten Stunden nach der Verabreichung von Medikamenten wie Blutverdünnern oder Chemotherapeutika besonders wichtig, da diese Behandlungen zu akuten Komplikationen wie übermäßigen Blutungen oder allergischen Reaktionen führen können. Wenn eine Anomalie auftritt, muss der Pfleger sofort die Krankenschwester oder den Arzt benachrichtigen, damit unverzüglich Korrekturmaßnahmen ergriffen werden können.

Zusammenarbeit und Kommunikation innerhalb des Teams

Eine **reibungslose Kommunikation** innerhalb des Pflegeteams ist ebenfalls von entscheidender Bedeutung, um die Sicherheit von Behandlungen mit hohem Risiko zu gewährleisten. Der Pfleger, der eng mit Krankenschwestern, Apothekern und Ärzten zusammenarbeitet, muss sicherstellen, dass alle notwendigen Informationen über den Patienten und seine Behandlung weitergegeben werden. Diese Kommunikation ist besonders wichtig bei **Teamübergaben**, wo Auslassungen oder Unklarheiten bei der Informationsweitergabe zu Behandlungsfehlern führen können.

Es ist auch wichtig, dass der Pflegehelfer aktiv an **multidisziplinären Sitzungen** oder informellen Gesprächen mit dem medizinischen Team teilnimmt, um die notwendigen Anpassungen der Behandlungen an den Zustand des Patienten zu besprechen. Durch eine proaktive und rigorose Haltung trägt der Pfleger nicht nur zur sicheren Verabreichung von Medikamenten bei, sondern auch dazu, mögliche Komplikationen zu antizipieren und zu verhindern.

Kapitel 12

Gesundheit am Arbeitsplatz für Pflegehelfer in der Hämatologie

Physische Risiken in Verbindung mit sich wiederholenden Aufgaben und schweren Lasten.
Vorbeugung von Muskel-Skelett-Erkrankungen, angepasste Gesten und Körperhaltungen, Nutzung von Transportgeräten.

Die **Prävention von Muskel-Skelett-Erkrankungen (MSD)** ist eine Priorität für Beschäftigte im Gesundheitswesen, insbesondere für Pflegekräfte, deren tägliche Aufgaben das **Tragen schwerer Lasten**, die **Mobilisierung von Patienten und** viele sich wiederholende Handgriffe beinhalten. Muskel-Skelett-Erkrankungen betreffen hauptsächlich Muskeln, Sehnen und Gelenke und verursachen chronische Schmerzen, die zu Arbeitsunfähigkeit führen können. Um diesen Risiken vorzubeugen, ist es wichtig, dass Sie die **richtigen Bewegungen und** Körperhaltungen einnehmen und das **Material** richtig verwenden.

Verständnis von Muskel-Skelett-Erkrankungen und deren Auswirkungen

Muskel-Skelett-Erkrankungen sind Erkrankungen, die als Folge von wiederholter Belastung, schlechter Körperhaltung oder übermäßiger Beanspruchung des Körpers, vor allem des Rückens, der Schultern, des Nackens, der Handgelenke und der Knie, auftreten. Diese Erkrankungen treten häufig bei Pflegekräften auf, die ihre Muskeln und Gelenke ständig beanspruchen, wenn sie Patienten beim Aufstehen, bei der Fortbewegung oder bei der Hygiene helfen. Muskel-Skelett-Erkrankungen können sich durch diffuse Schmerzen, steife Gelenke, Verlust von Kraft und Mobilität äußern und in schweren Fällen zu längeren Arbeitsunterbrechungen führen.

Die Prävention von Muskel-Skelett-Erkrankungen beruht daher auf zwei Hauptachsen: **der richtigen Körperhaltung und** den richtigen Handgriffen bei der Handhabung von **Gegenständen** und der Verwendung geeigneter **Hilfsmittel**, um die körperliche Anstrengung zu verringern. Dies dient nicht nur der Gesundheit des Pflegepersonals, sondern verbessert auch die Qualität der

Patientenversorgung, indem die Sicherheit der Patienten bei der Bewegung und beim Transfer gewährleistet wird.

Angemessene Gesten und Körperhaltungen

Um **Muskel- und Skeletterkrankungen** vorzubeugen, ist es wichtig, dass Sie die **richtigen Bewegungen und Körperhaltungen** einnehmen. Dabei handelt es sich um Techniken, die darauf abzielen, die mechanische Belastung des Körpers durch sich wiederholende Bewegungen oder die Handhabung von Lasten zu reduzieren, indem der Einsatz von Muskeln und Gelenken optimiert wird.

1. **Beugen Sie die Knie, nicht den Rücken**: Beim Heben eines Patienten oder eines schweren Gegenstandes ist es entscheidend, **die Knie** zu beugen, anstatt den Rücken zu krümmen und sich nach vorne zu beugen. Diese Haltung ermöglicht es, die stärkeren Beinmuskeln zu nutzen, anstatt die Wirbelsäule zu belasten. Es ist wichtig, den Rücken während der gesamten Bewegung gerade zu halten, um eine Belastung der Lendenwirbel zu vermeiden.

2. **Halten Sie die Last nahe am Körper**: Beim Tragen oder Bewegen eines Patienten oder eines Gegenstandes wird empfohlen, **die Last so nahe wie möglich am Körper zu halten**. Dies reduziert den Hebelarm und damit die Belastung der Rückenmuskulatur. Je weiter die Last vom Körper entfernt ist, desto größer ist der Druck auf die Wirbelsäule, wodurch sich das Verletzungsrisiko erhöht.

3. **Die Bewegungen antizipieren** : Bevor Sie einen Patienten umlagern, ist es wichtig, **die Bewegung vorzubereiten** und sicherzustellen, dass alle notwendigen Materialien zur Hand sind. Der Raum muss frei sein und die Pflegekraft sollte eine stabile Haltung einnehmen, die

Füße etwas auseinander stellen, um ein gutes Gleichgewicht zu gewährleisten. Dadurch werden abrupte Bewegungen oder Ungleichgewichte vermieden, die häufig zu Verletzungen führen.

4. **Arbeiten im Team**: Bei besonders schweren Aufgaben, wie dem Transfer eines Patienten von einem Bett in einen Stuhl, ist es empfehlenswert, **zu zweit** oder zu mehreren zu **arbeiten**. Durch die Verteilung der Last kann die körperliche Anstrengung für jede Pflegekraft erheblich reduziert und eine bessere Kontrolle der Bewegung gewährleistet werden. Eine vorherige Koordination zwischen den Teammitgliedern ist erforderlich, um die Handlungen zu synchronisieren und unkoordinierte Bewegungen zu vermeiden.

5. **Wechselnde Körperhaltungen und Vermeidung längerer statischer Positionen**: Langes Verharren in einer unbequemen Position kann ebenfalls zu Muskel- und Skeletterkrankungen führen. Daher ist es wichtig, **die Körperhaltungen zu wechseln**, zu langes Stehen oder Sitzen in derselben Position zu vermeiden und Pausen zur Entspannung und Dehnung der Muskeln einzulegen.

Nutzung von Umschlaggeräten

Der Einsatz geeigneter **Hilfsmittel** ist unerlässlich, um die körperliche Belastung des Pflegepersonals zu reduzieren und die Sicherheit der Patienten zu gewährleisten. Diese Hilfsmittel sind so konzipiert, dass sie das Pflegepersonal beim **Transfer** und der **Mobilisierung von Patienten** unterstützen und dabei die Muskelbelastung und das Verletzungsrisiko minimieren.

1. Patientenlifter: Diese Ausrüstung ist besonders nützlich für den Transfer von Patienten mit stark eingeschränkter Mobilität. Der **Lifter**, auch Patientenlifter genannt, ermöglicht das sichere Heben und Bewegen des Patienten, ohne dass der Pfleger sich körperlich anstrengen muss. Es

ist wichtig, dass Sie die Funktionsweise des Lifters kennen, um ihn optimal und sicher zu nutzen. Der Helfer sollte sich vor Beginn des Transfers vergewissern, dass der Hebegurt richtig am Pflegebedürftigen positioniert ist.

2. **Gleitlaken und Transferbretter**: **Gleitlaken** sind Hilfsmittel, die das Umlagern von Patienten im Bett oder das Umsetzen von einem Bett in einen Stuhl erleichtern. Aufgrund ihrer geringen Reibung **reduzieren** diese Tücher den Kraftaufwand für das Gleiten des Patienten und **verringern** so die Belastung der Schultern und des Rückens der Pflegekraft. **Transferbretter** sind ebenfalls nützlich, um den **Transfer** eines Patienten von einer Oberfläche auf eine andere zu erleichtern, ohne dass er vollständig angehoben werden muss.

3. **Transfergürtel**: **Transfergürtel** sind ergonomische Vorrichtungen, die der Helfer um die Taille des Patienten binden kann, um ihn bei Bewegungen zu unterstützen. Sie führen und stützen den Patienten und bieten gleichzeitig einen besseren Halt für die Pflegekraft, wodurch die Gefahr des Ausrutschens oder Stürzens verringert wird.

4. **Angepasste Rollstühle und Pflegebetten** : Die Verwendung von **verstellbaren Rollstühlen** und Pflegebetten **ermöglicht es**, die Position des Patienten an die jeweilige Aufgabe anzupassen und so den Aufwand für die Pflegekräfte zu reduzieren. Höhenverstellbare Betten beispielsweise ermöglichen eine Anpassung der Arbeitshöhe, so dass die Pflegekräfte sich nicht übermäßig bücken oder krümmen müssen.

Sensibilisierung und Weiterbildung

Die **Prävention von Muskel-Skelett-Erkrankungen** beruht auch auf einer **ständigen Weiterbildung** und einer **regelmäßigen Sensibilisierung** des Pflegepersonals für die richtigen Gesten und Körperhaltungen. **Praktische Workshops** über Ergonomie am

Arbeitsplatz und den richtigen Gebrauch von Transportgeräten vermitteln die notwendigen Fähigkeiten, um den eigenen Körper zu schützen. Es ist wichtig, dass jeder Pfleger die Bedeutung dieser Praktiken für den langfristigen Erhalt seiner Gesundheit versteht.

Die Einführung einer **Präventionskultur** in den Gesundheitseinrichtungen, in der das Pflegepersonal dazu angehalten wird, die verfügbaren Hilfsmittel systematisch zu benutzen und die richtige Körperhaltung einzunehmen, ist ein wesentlicher Hebel zur Verringerung der Inzidenz von Muskel- und Skeletterkrankungen. Die **Kommunikation** zwischen den Kollegen ist ebenfalls von entscheidender Bedeutung: Das Pflegepersonal sollte ermutigt werden, um Hilfe zu bitten, wenn es das Gefühl hat, dass eine Aufgabe seine körperlichen Fähigkeiten übersteigen könnte.

Umgang mit Stress und Erschöpfung im Alltag
Strategien zur Vermeidung von körperlicher und geistiger Erschöpfung: Organisation der Arbeitszeit, Pausen, Entspannung.

Die Vermeidung von körperlicher **und geistiger Erschöpfung** ist für Pflegehilfskräfte von entscheidender Bedeutung, da ihr Beruf nicht nur eine hohe körperliche Belastung, sondern auch eine starke emotionale Beteiligung erfordert. Das **Burnout-Risiko** ist in diesem Sektor aufgrund der repetitiven und anstrengenden Aufgaben und der emotionalen Anforderungen, die mit der Betreuung von Patienten verbunden sind, die oftmals unter großem Leiden leiden, besonders hoch. Dazu gehören eine **optimale Organisation der Arbeitszeit**, die Bedeutung **regelmäßiger Pausen** und die Integration von **Entspannungstechniken** in den Arbeitsalltag.

Organisation der Arbeitszeit

Eine **gut durchdachte Organisation der Arbeitszeit** ist von grundlegender Bedeutung, um Überlastung zu vermeiden und ein effizientes Aufgabenmanagement zu ermöglichen, ohne unnötigen Stress aufzubauen. In oftmals anspruchsvollen Umgebungen wie Krankenhäusern oder Altenheimen muss die Pflegekraft zwischen körperlicher Pflege, Patientenbetreuung, Materialverwaltung und Koordination mit dem Team jonglieren. Eine gute Kombination dieser verschiedenen Aufgaben ermöglicht es, die **Zeit zu optimieren** und die Ermüdung zu reduzieren.

1. **Priorisierung von Aufgaben**: Es ist wichtig zu lernen, **Aufgaben** nach Dringlichkeit und Wichtigkeit zu **priorisieren**. Pflegemaßnahmen, die sofortige Aufmerksamkeit erfordern, wie der Umgang mit Patienten in kritischen Situationen, sollten vorrangig durchgeführt werden, während administrative oder zweitrangige Aufgaben zu weniger arbeitsreichen Zeiten geplant werden können. Dieser Ansatz ermöglicht es, sich auf die entscheidenden Aspekte der Arbeit zu konzentrieren, ohne von weniger dringenden Details überwältigt zu werden.

2. **Gleichgewicht zwischen körperlichen und geistigen Aufgaben**: Es ist wichtig, zwischen Aufgaben, die den Körper stark beanspruchen, wie Mobilisierung oder Transfer von Patienten, und solchen, die körperlich weniger anstrengend sind, wie Aktenführung oder Überwachung, abzuwechseln. Diese Abwechslung ermöglicht es, die körperliche Ermüdung zu begrenzen und gleichzeitig eine Kontinuität in der Patientenbetreuung zu gewährleisten.

3. **Planung von Pausenzeiten**: Eine gute Organisation der Arbeitszeit beinhaltet auch die Planung von **regelmäßigen Pausen**. Diese Ruhepausen, die gut über den Tag verteilt sind, ermöglichen es, sich zu erholen und die Ansammlung von Müdigkeit zu vermeiden. Damit diese

Pausen wirksam sind, müssen sie zum richtigen Zeitpunkt gemacht werden, bevor sich der Pfleger erschöpft fühlt. Die Einhaltung dieser Pausen ist unerlässlich und sollte nicht als Luxus angesehen werden, sondern als eine Notwendigkeit, um ein hohes Maß an Wachsamkeit und Effizienz aufrechtzuerhalten.

Die Bedeutung regelmäßiger Pausen

Regelmäßige Pausen spielen eine Schlüsselrolle bei der Vermeidung von Erschöpfung, sowohl körperlich als auch geistig. Kontinuierliches Arbeiten ohne Erholungsphasen erschöpft die Ressourcen des Körpers, was zu einer verminderten Konzentration, einer erhöhten Fehlerquote und einer Verschlechterung der Pflegequalität führt. **Kurze, aber häufige Pausen** helfen, sich zu entspannen, die angesammelten körperlichen Spannungen abzubauen und den Geist wieder zu zentrieren.

1. **Körperliche Pause**: Eine **körperliche Pause** ist die Unterbrechung von Aktivitäten, die Muskeln und Gelenke belasten, insbesondere bei Aufgaben, die eine intensive körperliche Anstrengung erfordern. Dadurch werden **Muskelverspannungen gelöst** und das Risiko von Muskel-Skelett-Erkrankungen (MSD) verringert. Während dieser Pause sollten Sie sanfte Dehnungsübungen durchführen, um die am stärksten beanspruchten Körperbereiche wie Schultern, Rücken oder Beine zu entlasten. Die Muskelentspannung ist unerlässlich, um eine körperliche Überlastung zu vermeiden, die langfristig zu chronischen Schmerzen führen kann.

2. **Geistige Pause**: Eine **geistige Pause** dient dazu, sich vorübergehend von Stress und Verantwortung abzuschalten. Die ununterbrochene Arbeit an emotional oder kognitiv anspruchsvollen Aufgaben, wie die Begleitung von Patienten am Lebensende, kann die geistigen Ressourcen schnell erschöpfen. Während einer

mentalen Pause ist es das Ziel, sich auf sich selbst zu konzentrieren und nicht an bevorstehende Aufgaben zu denken. Einfache Techniken, wie das Schließen der Augen, tiefes Atmen oder die Konzentration auf etwas Positives, können helfen, den Geist zu beruhigen und den angestauten Druck abzubauen.

3. **Mikro-Pausen**: Zusätzlich zu den geplanten Pausen sind auch **Mikro-Pausen** sehr vorteilhaft. Dies sind kurze Unterbrechungen von wenigen Minuten, in denen Sie aufstehen, spazieren gehen oder einfach nur tief durchatmen können. Diese Momente sind besonders nützlich, um die Aufmerksamkeit und Konzentration wieder herzustellen, insbesondere an sehr hektischen Tagen. Selbst ein paar Augenblicke des Abschaltens können ausreichen, um Stress abzubauen und die Batterien wieder aufzuladen.

Integration von Entspannung in den Alltag

Entspannung ist eine weitere wichtige Komponente zur Vermeidung von körperlicher und geistiger Erschöpfung. Die Integration von Entspannungstechniken in den Tagesablauf hilft nicht nur bei der Stressbewältigung, sondern fördert auch ein allgemeines Wohlbefinden, das für die Aufrechterhaltung einer guten Lebensqualität am Arbeitsplatz von entscheidender Bedeutung ist.

1. **Atemübungen**: **Tiefe Atemübungen** sind eine der einfachsten und effektivsten Methoden, um sich schnell zu entspannen. Wenn Sie sich ein paar Minuten Zeit nehmen, um sich auf eine langsame und tiefe Atmung zu konzentrieren, hilft dies, die Herzfrequenz zu senken und den Geist zu beruhigen. Eine Zwerchfellatmung, bei der man tief einatmet und den Bauch beim Einatmen aufbläht und beim Ausatmen wieder entspannt, hilft, angesammelte Spannungen zu lösen und Ängste abzubauen.

2. **Meditation und Achtsamkeit**: Die **Achtsamkeitsmeditation** wird zunehmend für ihre Vorteile bei der Stressbewältigung anerkannt. Sie besteht darin, die Aufmerksamkeit auf den gegenwärtigen Moment zu richten, ohne zu urteilen, indem man sich auf seine Körperempfindungen, die Atmung oder die Umgebungsgeräusche konzentriert. Wenn Sie Achtsamkeit auch nur für ein paar Minuten am Tag praktizieren, können Sie sich von stressigen Situationen distanzieren und mit einem ruhigeren und zentrierteren Geist an Ihre Aufgaben zurückkehren.

3. **Progressive Muskelentspannung**: Die Technik der **progressiven Muskelentspannung** ist besonders nützlich, um körperliche Spannungen zu lösen, die sich im Laufe des Tages angesammelt haben. Sie besteht darin, jede Muskelgruppe allmählich anzuspannen und dann zu entspannen, beginnend mit den Füßen bis zum Kopf. Dieser Prozess hilft Ihnen, sich der verspannten Bereiche bewusst zu werden und sie effektiv zu entspannen, was dem Körper einen Moment der Ruhe verschafft.

Langfristige Strategien zur Vermeidung von Erschöpfung

Die Vermeidung von Erschöpfung erfordert auch **langfristige Strategien**, die auf ein dauerhaftes Gleichgewicht zwischen Arbeit und Erholung abzielen. Unter diesen Strategien darf die Bedeutung von **erholsamem Schlaf** nicht unterschätzt werden. Ein akkumulierter Schlafmangel erhöht das Risiko von chronischer Müdigkeit und Burnout erheblich. Pflegekräfte, die oft unregelmäßige Arbeitszeiten haben, müssen auf eine strenge Schlafhygiene achten, mit regelmäßigen Arbeitszeiten und einer Umgebung, die der Erholung förderlich ist (dunkler Raum, Ruhe, angenehme Temperatur).

Darüber hinaus ist es wichtig, ein **Gleichgewicht zwischen Berufs- und Privatleben herzustellen**. Zeit für Aktivitäten außerhalb der Arbeit zu haben, die Freude bereiten, wie Hobbys, Zeit mit der Familie oder körperliche Aktivitäten, ist entscheidend für die Aufrechterhaltung des emotionalen Gleichgewichts. Regelmäßige leichte sportliche Aktivitäten wie Wandern, Yoga oder Schwimmen können Stress abbauen und den Körper stärken.

Schließlich ist es ein Schlüsselelement zur Vermeidung von Erschöpfung, wenn **Sie** nicht zögern, **um Hilfe** zu **bitten** oder Ihre Gefühle auszudrücken. Es ist wichtig, sich mit Kollegen oder Vorgesetzten auszutauschen, um Schwierigkeiten zu besprechen, denn eine emotionale Überlastung, die nicht geteilt wird, kann schnell zu einem Zustand intensiver geistiger Erschöpfung führen. Die Unterstützung unter Kollegen stärkt den Zusammenhalt des Teams und bietet Raum für Gespräche, um Spannungen abzubauen.

Die Bedeutung des Gleichgewichts zwischen Berufs- und Privatleben

Wie man ein gesundes Gleichgewicht zwischen Berufs- und Privatleben in einem emotional und physisch anspruchsvollen Arbeitsumfeld aufrechterhält.

Die Aufrechterhaltung eines **gesunden Gleichgewichts zwischen Privat- und Berufsleben** in einem emotional und körperlich so anspruchsvollen Beruf wie dem des Krankenpflegers ist eine echte Herausforderung. Pflegekräfte sind häufig mit stressigen Situationen, großer Verantwortung und einer intensiven emotionalen Belastung durch die Betreuung leidender Patienten konfrontiert. Dieser persönliche Einsatz kann sich manchmal auf das Privatleben auswirken und ein Ungleichgewicht schaffen, das langfristig zu Erschöpfung, chronischem Stress und sogar **Burnout** führen kann. Mit durchdachten Strategien ist es jedoch möglich, dieses Gleichgewicht zu erhalten und damit sowohl die

psychische Gesundheit als auch die **persönliche Zufriedenheit** zu gewährleisten.

Definieren Sie klare Grenzen zwischen Arbeit und Privatleben.

Der erste Schritt zur Aufrechterhaltung eines gesunden Gleichgewichts besteht darin, **klare Grenzen** zwischen dem Berufs- und dem Privatleben zu **ziehen**. Es ist wichtig, **die beiden Bereiche voneinander** zu **trennen**, um zu verhindern, dass der Stress am Arbeitsplatz auf das Privatleben übergreift und umgekehrt.

1. **Vermeiden Sie** es**, die Arbeit mit nach Hause zu nehmen**: Obwohl es schwierig sein kann, sich emotional von schwierigen Situationen am Arbeitsplatz abzuschalten, ist es entscheidend, diese Belastung nicht mit nach Hause zu nehmen. Dies bedeutet, dass die Arbeitssorgen möglichst nicht über den Feierabend hinaus gedanklich verlängert werden sollten. Der Pfleger kann sich nach der Entlassung aus dem Krankenhaus einen Moment der Entspannung gönnen, z.B. durch einige Atemübungen oder entspannende Musik, um den Übergang von der Arbeit nach Hause zu markieren.

2. **Legen Sie vernünftige Arbeitszeiten fest**: Unregelmäßige Arbeitszeiten oder häufige Überstunden können sich schnell auf das Privatleben und die körperliche Erholung auswirken. Es ist wichtig, so weit wie möglich einen Arbeitsrhythmus einzuhalten, der Zeit für sich selbst, die Familie oder Freizeit lässt. Die Fähigkeit, Nein zu übermäßigen Anforderungen zu sagen oder Überstunden zu begrenzen, ist entscheidend, um Überforderung zu vermeiden und das persönliche Gleichgewicht zu schützen.

3. **Tagesabschlussrituale** einführen: Ein weiteres wirksames Mittel zur Trennung von Berufs- und Privatleben ist die

Einführung von **Tagesabschlussritualen**, die symbolisch das Ende des Arbeitstages markieren. Dies kann ein entspannender Spaziergang, eine leichte körperliche Aktivität oder ein ruhiger Moment für sich selbst, wie Lesen oder Meditation, sein. Diese Rituale helfen Ihnen, sich auf Ihre persönlichen Bedürfnisse zu konzentrieren und den Stress, der sich bei der Arbeit angesammelt hat, hinter sich zu lassen.

Zeit für sich selbst und seine Angehörigen

Um ein gesundes Gleichgewicht **zu** erhalten, ist es wichtig, **Zeit für sich selbst** und seine Lieben zu **haben**, auch wenn die Arbeitsbelastung hoch ist. Persönliche Beziehungen und Momente der Entspannung sind Quellen der Erholung und des Trostes, die unerlässlich sind, um sowohl persönlich als auch beruflich erfüllt zu bleiben.

1. **Nehmen Sie sich Zeit für Familie und Freunde**: Die Interaktion mit den Angehörigen spielt eine Schlüsselrolle bei der emotionalen Unterstützung. Es ist wichtig, regelmäßig Zeit mit der Familie oder Freunden zu verbringen, um sich zu unterhalten, gemeinsame Erlebnisse zu haben und vom beruflichen Stress abzuschalten. Selbst kurze Ausflüge oder einfache Aktivitäten wie ein Abendessen mit der Familie oder ein Spaziergang können sich positiv auf die Moral auswirken und helfen, ausgeglichene Beziehungen aufrechtzuerhalten.

2. **Zeit für persönliche Hobbys reservieren** : Der Pfleger sollte auch darauf achten, dass er Zeit für seine eigenen **Hobbys** und Leidenschaften hat. Ob es sich um Sport, Lesen, Musik oder andere Aktivitäten handelt, die Freude und Entspannung bringen, diese Zeiten sind wichtig, um **neue Energie** zu **tanken** und das seelische Gleichgewicht wiederherzustellen. Durch die regelmäßige Einbindung

von Aktivitäten, die Freude bereiten, wird es leichter, die emotionalen Anforderungen der Arbeit zu bewältigen.

3. Körperliche **Aktivitäten und Entspannungsübungen**: Körperliche Übungen sind eine gute Möglichkeit, um angesammelte Spannungen abzubauen und sich geistig zu entspannen. Aktivitäten wie Gehen, Laufen, Schwimmen oder Yoga helfen, den Stress zu regulieren und gleichzeitig die körperliche Fitness zu verbessern. **Entspannungstechniken** wie Meditation oder Atemübungen sind ebenfalls hilfreiche Mittel, um nach einem anstrengenden Arbeitstag Ruhe zu finden und den Geist zu beruhigen.

Umgang mit Stress und arbeitsbedingten Emotionen

In einem anspruchsvollen Arbeitsumfeld, in dem das Leiden der Patienten schwer zu ertragen sein kann, ist es entscheidend zu lernen, wie man **mit Stress** und **Emotionen** auf gesunde Weise **umgeht**, damit diese nicht das persönliche Leben überlagern.

1. **Über Ihre Gefühle sprechen**: Es ist wichtig, **Ihre Gefühle** mit Kollegen, Freunden oder Familienmitgliedern zu **teilen**. Die Kommunikation ermöglicht es, Schwierigkeiten zu verbalisieren, Unterstützung zu finden und stressige Situationen zu relativieren. Der Pfleger sollte nicht zögern, sich mit anderen Mitgliedern des Pflegeteams auszutauschen, die ähnliche Erfahrungen gemacht haben, um Tipps zu geben oder sich einfach gegenseitig zu unterstützen.

2. Bei **Bedarf um Hilfe bitten**: Bei emotionaler Überlastung oder chronischem Stress ist es entscheidend, dass **Sie** nicht zögern, **um Hilfe zu bitten**. Dies kann die Konsultation eines Psychologen oder eines Beraters für Stressmanagement beinhalten, die praktische Werkzeuge für einen besseren Umgang mit arbeitsbedingten Emotionen anbieten können. Auch die Teilnahme an

Gesprächs- oder **Selbsthilfegruppen** für Pflegekräfte kann hilfreich sein, da sie die Möglichkeit bietet, Erfahrungen mit anderen Berufstätigen auszutauschen, die mit den gleichen Herausforderungen konfrontiert sind.

3. **Lernen, loszulassen**: Es ist wichtig, die Fähigkeit zu entwickeln, Situationen **loszulassen**, die sich der persönlichen Kontrolle entziehen. Der Pfleger ist oft mit schwierigen Situationen wie Leiden oder Tod konfrontiert, die ihn schwer belasten können. Wenn man lernt zu akzeptieren, dass bestimmte Situationen nicht geändert werden können und dass man in jeder Situation sein Bestes gibt, kann dies die Belastung durch negative Emotionen verringern.

Erwartungen anpassen und flexibel bleiben

Ein weiteres Schlüsselelement für die Aufrechterhaltung eines gesunden Gleichgewichts zwischen Privat- und Berufsleben ist die **Anpassung der Erwartungen** und eine flexible Herangehensweise an unvorhergesehene Ereignisse.

1. **Nicht nach Perfektion streben**: Der Versuch, alles zu erreichen, sei es bei der Arbeit oder zu Hause, kann schnell zu Erschöpfung führen. Es ist wichtig zu akzeptieren, dass man nicht immer alles kontrollieren kann und dass **Perfektion nicht** in jedem Aspekt des Lebens **erreichbar ist**. Wenn Sie Ihre Grenzen akzeptieren und mit sich selbst nachsichtig sind, können Sie den Druck reduzieren und unnötigen Stress vermeiden.

2. **Flexibel bleiben bei unvorhergesehenen Ereignissen** : In Berufen wie dem der Krankenpflegehilfe ist es üblich, mit unvorhergesehenen Ereignissen konfrontiert zu werden, seien es Notfälle am Arbeitsplatz oder unerwartete persönliche Verpflichtungen. Es ist wichtig, **flexibel zu bleiben** und zu akzeptieren, dass bestimmte Situationen Anpassungen erfordern. So können Sie sich

besser an die Anforderungen anpassen, ohne Frustrationen oder Schuldgefühle zu empfinden.

Schlussfolgerung

Die Berufung zum Hämatologiepfleger

Eine Erinnerung an die Fähigkeiten, menschlichen Qualitäten und medizinischen Kenntnisse, die erforderlich sind, um sich in diesem Dienst auszuzeichnen. Die Schlussfolgerung könnte auch auf die Bedeutung von Engagement und Leidenschaft für diesen Beruf und die Hoffnung, die er den Patienten bietet, eingehen.

Um als Pflegehelfer in der **Hämatologie** oder in einem anderen anspruchsvollen medizinischen Bereich erfolgreich zu sein, ist es unerlässlich, dass Sie über ein breites Spektrum an **technischen Fähigkeiten**, **menschlichen Qualitäten** und **medizinischen Kenntnissen** verfügen. Diese Rolle ist entscheidend, um Patienten in oft schwierigen Zeiten zu begleiten und das Pflegeteam täglich zu unterstützen und so zur ständigen Verbesserung der Qualität der Pflege beizutragen. Im Folgenden werden die Schlüsselelemente aufgeführt, die den Unterschied in diesem Beruf ausmachen, sowohl auf technischer als auch auf menschlicher Ebene.

Technische Fähigkeiten und medizinisches Wissen

1. **Beherrschung technischer Handgriffe**: Der Krankenpflegehelfer muss in der Lage sein, die Grundpflege wie das Messen der Vitalfunktionen (Blutdruck, Temperatur, Herzfrequenz), die Hilfe bei der Körperpflege, die Hygiene- und Komfortpflege sowie **vorbeugende Maßnahmen** wie die Mobilisierung der Patienten und die Vermeidung von Druckgeschwüren mit Präzision und Genauigkeit auszuführen. In Abteilungen wie der Hämatologie, in denen die Patienten immunsupprimiert oder schwer krank sein können, erfordert diese Pflege besondere Aufmerksamkeit, um das Risiko von Infektionen oder Komplikationen zu vermeiden.

2. **Kenntnisse über spezifische Krankheiten**: Der Krankenpflegehelfer muss auch ein gutes Verständnis der **wichtigsten Krankheiten** haben, die in dieser Art von Station behandelt werden, wie Leukämie, Lymphome oder

Myelome. Das Verständnis der Auswirkungen der Behandlungen (Chemotherapie, Immuntherapie, Strahlentherapie) und der spezifischen Pflege, die sie erfordern, ist wesentlich, um auf die Bedürfnisse der Patienten angemessen reagieren zu können. Der Umgang mit Nebenwirkungen wie Übelkeit, Mukositis oder extremer Müdigkeit ist ein integraler Bestandteil der täglichen Pflege.

3. Umgang mit **medizinischen Geräten**: Der Pflegehelfer muss wissen, wie er mit **medizinischen Geräten** wie Pflegebetten, Infusionspumpen, Überwachungsgeräten oder Geräten zur Patientenbeförderung (Lifter, Gleitlaken) sicher umgeht. Die Beherrschung dieser Geräte ist entscheidend, um die Sicherheit der Pflege zu gewährleisten und die Risiken für Patienten und Pflegepersonal zu minimieren.

4. **Überwachung und Beobachtung**: Eine unverzichtbare Kompetenz ist die Fähigkeit, Patienten **aufmerksam zu beobachten** und Anzeichen einer Verschlechterung oder Komplikation schnell zu melden. Pflegehelfer sind oft die ersten, die subtile Veränderungen im Zustand des Patienten bemerken, wie Fieber, erhöhte Schwäche oder Anzeichen einer Infektion oder Blutung. Die schnelle Kommunikation mit dem Pflege- oder Ärzteteam ermöglicht eine schnelle und effektive Behandlung.

Unerlässliche menschliche Qualitäten

1. **Empathie und Wohlwollen**: Eine der Grundlagen des Berufs des Krankenpflegehelfers ist die **Empathie**, die Fähigkeit zu verstehen und zu fühlen, was der Patient erlebt. Bei Patienten mit schweren Krankheiten, die oft leiden und verletzlich sind, sind aktives Zuhören und Wohlwollen unerlässlich, um ein Klima des Vertrauens und des Trostes zu schaffen. Diese Qualitäten ermöglichen es auch, die Familien besser zu unterstützen, die

angesichts der Krankheit ihrer Angehörigen oft beunruhigt und hilflos sind.

2. **Geduld und Ruhe**: **Geduld** ist eine wichtige Eigenschaft, da die Arbeit mit schwerkranken Patienten langwierig und anstrengend sein kann. Hämatologiepatienten können müde und leidend sein und manchmal frustriert über den langsamen Fortschritt oder die Isolation, die mit ihrer Behandlung verbunden ist. Es ist von entscheidender Bedeutung, auch in Zeiten der Anspannung eine ruhige und beruhigende Haltung zu bewahren, damit sich der Patient unterstützt fühlt.

3. **Anpassungsfähigkeit**: Die Pflege im Krankenhaus, insbesondere in der Hämatologie, kann unvorhersehbar sein. Der Krankenpflegehelfer muss in der Lage sein, **sich schnell** an wechselnde Situationen **anzupassen**, sei es ein medizinischer Notfall, eine Änderung der Behandlung oder eine schnelle Veränderung des Gesundheitszustands eines Patienten. Diese Flexibilität ermöglicht es, auf unvorhergesehene Ereignisse mit Reaktionsfähigkeit und Professionalität zu reagieren.

4. **Emotionale Belastbarkeit**: Die Arbeit in der Hämatologie kann emotional schwierig sein. Pfleger werden oft mit Leiden, chronischen Krankheiten und manchmal auch mit dem Tod konfrontiert. **Emotionale Belastbarkeit** ist daher von entscheidender Bedeutung, um bei der Arbeit engagiert zu bleiben und gleichzeitig das eigene psychische Wohlbefinden zu bewahren. Die Fähigkeit, einen Schritt zurückzutreten, seine Emotionen mit Kollegen zu teilen und psychologische Unterstützungsmechanismen zu nutzen, ist entscheidend, um Schwierigkeiten zu bewältigen, ohne auszubrennen.

5. **Teamfähigkeit und Kommunikation**: Die Arbeit im Team ist ein wesentlicher Bestandteil des Berufsbildes der Krankenpflegehilfe. Die effektive Zusammenarbeit mit

Krankenschwestern, Ärzten, Physiotherapeuten und anderen Gesundheitsfachkräften ist für eine umfassende Versorgung des Patienten unerlässlich. Eine **gute Kommunikation** ist wichtig, um relevante Informationen über den Zustand des Patienten, die geleistete Pflege und eventuelle zusätzliche Bedürfnisse weiterzugeben.

Die Bedeutung von Engagement und Leidenschaft

Neben den technischen Fähigkeiten und den menschlichen Qualitäten ist es das **Engagement** und die **Leidenschaft** für diese Rolle, die den Unterschied im Beruf des Krankenpflegehelfers ausmachen. Die Arbeit in der Hämatologie oder in anderen anspruchsvollen Abteilungen erfordert ein hohes Maß an persönlichem Engagement. Das Pflegepersonal leistet jeden Tag nicht nur körperliche Pflege, sondern auch **moralische Unterstützung** und **Hoffnung** für Patienten, die oft schwere Prüfungen durchmachen müssen.

Das Engagement für diesen Beruf äußert sich in dem Wunsch, die Patienten bei ihren täglichen Kämpfen zu begleiten, ihnen zuzuhören, auf ihre manchmal unsichtbaren Bedürfnisse einzugehen und in Momenten der Not Trost zu spenden. Die Leidenschaft für den Beruf zeigt sich in kleinen Gesten, diskreten Aufmerksamkeiten und der tiefen Befriedigung zu wissen, dass man dazu beiträgt, die Lebensqualität der Patienten zu verbessern, selbst in den schwierigsten Situationen.

Schlussfolgerung: Ein hoffnungsvoller Beruf

Pflegekraft zu sein, insbesondere in einer so anspruchsvollen Abteilung wie der Hämatologie, ist mehr als nur ein Job. Es ist eine tiefe Verpflichtung gegenüber der Menschlichkeit und eine wesentliche Rolle in der Pflegekette. **Leidenschaft** und **Hingabe** stehen im Mittelpunkt dieses Berufs, der nicht nur medizinische Fähigkeiten erfordert, sondern auch die Fähigkeit, in Momenten großer Verletzlichkeit **Hoffnung** zu **geben**.

Für Patienten ist der Kontakt mit einem wohlwollenden, aufmerksamen und kompetenten Pfleger oft eine Quelle der Hoffnung, ein Lichtblick auf einem manchmal steinigen Weg der Pflege. Der Pfleger trägt mit seinem Fachwissen und seiner Menschlichkeit aktiv zu dieser Hoffnung und dem **Kampf um das Leben** bei und trägt dazu bei, die Erfahrungen der Patienten und ihrer Familien selbst in den dunkelsten Momenten zu verändern.

Das Engagement und die Leidenschaft des Pflegers sind also die Säulen, die nicht nur die Qualität der Pflege unterstützen, sondern auch jedem Patienten die Hoffnung, den Trost und die Würde geben, die er so dringend braucht.